W0085583

Irene Lang-Reeves | Dr. med. Thomas Villinger

BECKENBODEN
TRAINING

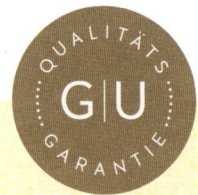

DIE GU-QUALITÄTSGARANTIE

Wir möchten Ihnen mit den Informationen und Anregungen in diesem Buch das Leben erleichtern und Sie inspirieren, Neues auszuprobieren. Bei jedem unserer Produkte achten wir auf Aktualität und stellen höchste Ansprüche an Inhalt, Optik und Ausstattung.
Alle Informationen werden von unseren Autoren und unserer Fachredaktion sorgfältig ausgewählt und mehrfach geprüft. Deshalb bieten wir Ihnen eine 100 %ige Qualitätsgarantie.

Darauf können Sie sich verlassen:
Wir bieten Ihnen alle wichtigen Informationen sowie praktischen Rat – damit können Sie dafür sorgen, dass Ihre Kinder glücklich und gesund aufwachsen. Wir garantieren, dass:
• alle Übungen und Anleitungen in der Praxis geprüft und
• unsere Autoren echte Experten mit langjähriger Erfahrung sind.

Wir möchten für Sie immer besser werden:
Sollten wir mit diesem Buch Ihre Erwartungen nicht erfüllen, lassen Sie es uns bitte wissen! Wir tauschen Ihr Buch jederzeit gegen ein gleichwertiges zum gleichen oder ähnlichen Thema um. Nehmen Sie einfach Kontakt zu unserem Leserservice auf. Die Kontaktdaten unseres Leserservice finden Sie am Ende dieses Buches.

GRÄFE UND UNZER VERLAG. *Der erste Ratgeberverlag – seit 1722.*

DER BECKENBODEN – IHRE KRAFTBASIS

6 *Ein Muskel wird gesellschaftsfähig*

6 Die Bewusstheit wächst
7 Für jede Frau gut
8 Harmonie, Kraft und Sinnlichkeit
10 Den Ursachen auf der Spur
12 Wieder heil und stark werden

14 *Der Powermuskel – Anatomisches und mehr*

14 Ein dreifaches Wunderwerk
17 Der Powermuskel im Alltag
19 Was der Körper über die Seele verrät
21 Erobern Sie sich Ihren Beckenboden

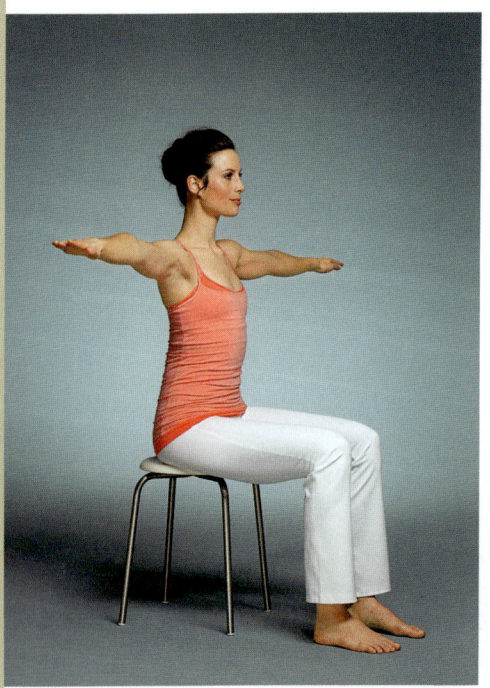

DAS POWERTRAINING

26 *Gute Haltung und Beweglichkeit*

26 Beckenwiegen
28 Aktives Sitzen
30 Die Königin

32 *Den Beckenboden erkunden*

32 Die unterste Schicht erleben
34 Die mittlere Schicht erleben
35 Die innerste Schicht erleben
36 Beckenboden-Bodybuilding

38 *Der aktive Beckenboden*

38 Hands up
39 Hoch das Bein!
40 Zur Seite drehen
41 Hatschieee!
42 Koffer ins Gepäckfach
43 Wand umwerfen

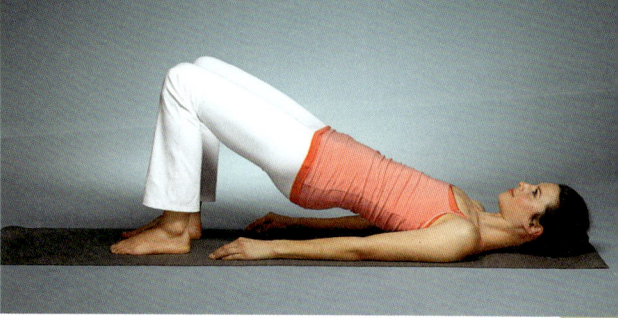

44 Genussvolles Krafttraining im Liegen

44 Vorbereiten: Krokodil
45 Dehnen: Schmetterling
46 Aktivieren: Kleine Brücke
47 Aktivieren: Hebebühne
48 Ausgleichen: Rückenkuschelei
49 Ausgleichen: Gähnen, Strecken, Räkeln

ÜBEN, WO SIE GEHEN UND STEHEN

52 Geschmeidige Bewegungen

52 Hüftrollen
54 Kreuzgang
55 Popo-Walk
56 Schräger Kniekuss
58 Kraulen auf dem Trockenen
59 Auf allen Zweien

60 Der Alltag ist die beste Übung

60 Vom Stuhl aufstehen
61 Hinsetzen
62 Richtig heben
64 Statt bücken: tiefer gehen
66 Treppen steigen
67 Treppe hinunter
68 Anmutig gehen: Cat Stroll

70 Den Beckenboden im Sport einsetzen

70 Yoga
72 Rad fahren
73 Jogging
73 Nordic Walking
74 Bauchmuskeltraining
75 Gerätetraining im Fitnessstudio

Zum Nachschlagen

76 Bücher und Adressen
77 Register

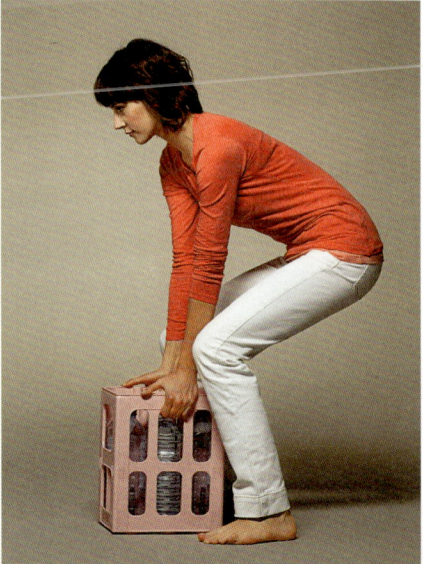

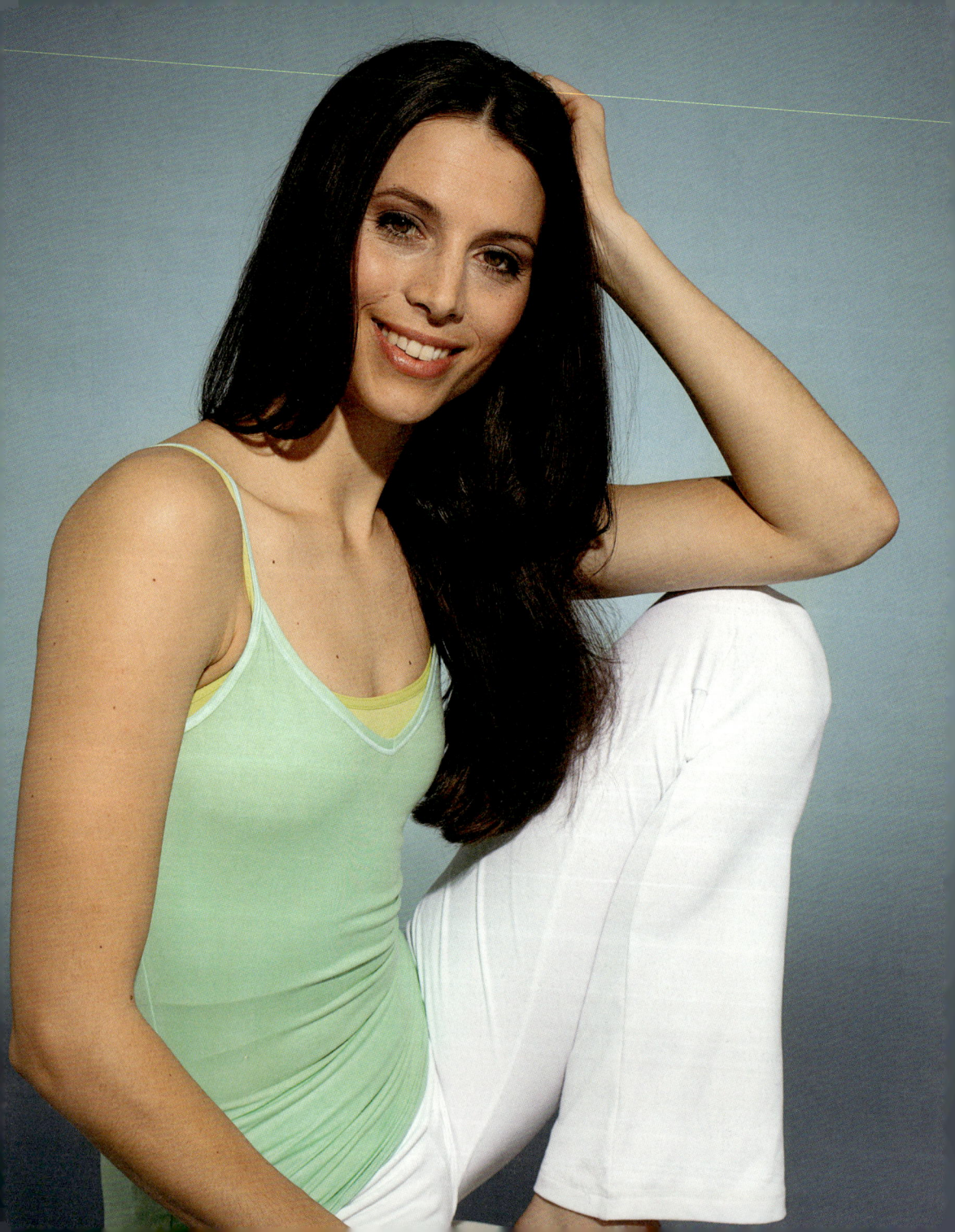

DER BECKEN-BODEN – IHRE KRAFTBASIS

Willkommen auf der Reise zu einem unentdeckten Schatz. Der Beckenboden ist alles andere als bloß ein langweiliger Muskel, der uns »da unten« dicht hält: Er richtet unsere Wirbelsäule auf, bewirkt, dass wir uns elegant und dabei mühelos bewegen, kann die sexuelle Lust steigern und sogar den Geist beleben. Ist diese wichtige Muskulatur gesund, so ist sie eine verlässliche Quelle der Kraft, die aus unserer eigenen Basis entspringt – und von der Körper, Geist und Seele profitieren.

EIN MUSKEL WIRD GESELLSCHAFTSFÄHIG

Noch vor wenigen Jahren war der Beckenboden für die meisten eine gänzlich unbekannte Größe. Inzwischen hat sich vieles geändert. Zum Glück – warten doch einige Geschenke auf uns, wenn wir diese zentrale Muskulatur aktivieren.

Lange Zeit waren es hauptsächlich Schwangere und junge Mütter, die zum »Kreis der Eingeweihten« gehörten. Denn bei der Rückbildungsgymnastik nach der Geburt spielt der Beckenboden eine wichtige Rolle und viele Frauen lernten ihn dort überhaupt zum ersten Mal bewusst kennen. Sein Image war dennoch nicht besonders attraktiv, verband man doch häufig vor allem Inkontinenz damit – und das ist kein Thema, über das sich locker plaudern ließe.

DIE BEWUSSTHEIT WÄCHST

Langsam hat sich auch weiterreichendes Wissen durchgesetzt. Heute ist vielen Frauen klar, wie bedeutsam die Muskulatur des Beckenbodens ist. Die gesellschaftlichen Tabus schwinden, und unsere Körperbasis wird langsam gesellschaftsfähig. In jedem Yoga- und Pilates-Kurs wird völlig offen darüber gesprochen und es werden geeignete Praxisprogramme angeboten. So erfahren immer mehr Frauen, dass sie auf einfache Weise etwas gegen beckenbodenbedingte Beschwerden tun können. Diese sind zwar weiterhin unangenehm, aber niemand muss sich mehr allein damit fühlen. Und bei vielen wächst die Motivation, frühzeitig aktiv zu werden – damit es nicht erst zu Problemen kommt.

Weiter verbreitet als man denkt

Beschwerden im Zusammenhang mit dem Beckenboden reichen von unfreiwilligem Harnabgang über Gebärmutter- und Blasensenkungen bis hin zu Rückenproblemen. Erstaunlich viele Frauen sind betroffen. Inkontinenz und eine überaktive Blase sind ein Thema für über 50 Prozent der Frauen jenseits der Menopause. Dass Geburten den Beckenboden schwächen können, ist den meisten bekannt. Außerdem können dauernde Fehlhaltungen, mangelnde Bewegung, Übergewicht oder chronischer Husten bei entsprechender Veranlagung zur Beckenbodenschwäche führen, die meist erst mit den Wechseljahren in Erscheinung tritt. Doch auch erstaunlich viele junge Frauen haben bereits leichte Probleme, was sich anfangs meist nur im Sport, beispielsweise beim Hüpfen oder Joggen zeigt.

Sanfte Wege der Heilung

In der Vergangenheit wurden häufig Operationen als einzige Lösung gesehen, obwohl sie nicht immer Erfolg bringen, vor allem keinen dauerhaften. Zum Glück vertreten heute immer mehr Gynäkologen und Urologen – wie auch mein Co-Autor Dr. Thomas Villinger (siehe Kasten) – die Ansicht, dass ein gutes Beckenbodentraining immer die erste Maßnahme ist – und viele Operationen dadurch überflüssig werden. Ein solches Training erwartet Sie in diesem Buch und auf der beiliegenden CD.

FÜR JEDE FRAU GUT

Sie müssen keinesfalls ausgeprägte oder auch nur leichte Beschwerden haben, um vom Beckenbodentraining zu profitieren. Ein aktiver

BECKENBODENTRAINING STATT OPERATION!

Beckenbodenprobleme gab es schon immer, und die Schulmedizin kannte bisher nur eine einzige Antwort darauf: operieren. In der Praxis wird aber nicht allein über Inkontinenz nach Geburten oder in höherem Alter bei Nachlassen der Hormonproduktion geklagt. Auch junge Frauen kommen mit Menstruationsbeschwerden, mit Zyklusstörungen oder damit zusammenhängender ungewollter Kinderlosigkeit in die Sprechstunde. Operationen, aber auch lästige Pflichtübungen für den Beckenboden sind jedoch meist gar nicht nötig, wenn man gelernt hat, seine Beckenbodenmuskulatur im Alltag richtig einzusetzen. Meine Patientinnen, die mit ganzheitlich konzipiertem Beckenbodentraining beginnen, sind bald motiviert, das neue Wissen im täglichen Leben anzuwenden. Nicht nur, dass sich Senkungs- und Blasenprobleme bereits nach kurzer Zeit bessern oder der Zyklus stabiler wird: Ich beobachte häufig auch eine spannungsvollere Körperhaltung, und viele Frauen spüren, dass sie plötzlich kraftvoller und selbstbewusster im Leben stehen. Daher meine Empfehlung an Sie mit diesem Buch: Seien Sie neugierig und lassen Sie sich mitreißen!

Dr. med. Thomas Villinger

Beckenboden ist für absolut jede Frau wichtig, gleich welchen Alters oder welcher Konstitution. Er hilft Ihnen, eventuelle Probleme loszuwerden. Und wenn Sie keine haben, unterstützt er Sie, damit das auch so bleibt. Gut trainiert ist er ein wertvolles Gut, ganz gleich, ob Sie Kinder haben oder nicht, Rückbildungsgymnastik gemacht oder ausgelassen haben, in den Wechseljahren oder bereits operiert sind. Je früher Sie mit dem Training anfangen, desto besser.

Positive Nebenwirkungen garantiert

Über die »Nebenwirkungen« Ihres Trainings werden Sie staunen: Selbst hartnäckige Inkontinenz lässt sich bessern. Außerdem wird Ihr Rücken stabiler werden, die Beine scheinbar leichter und die Haltung aufgerichteter, wodurch der Bauch sofort flacher aussieht. Sie fühlen sich kräftiger und vitaler. Auch mehr Lust auf Sex sowie stärkere Empfindungen dabei sind keine Seltenheit. Viele Frauen berichten zudem von gesteigertem Selbstbewusstsein, einem positiveren Lebensgefühl und mehr körperlicher Fitness.

Nebenbei üben?

Wenn Sie jetzt tief seufzen und denken »Ach ja, klingt toll, aber dafür muss ich wohl ein Leben lang diszipliniert langweilige Übungen machen ...«, dann erwartet Sie mit diesem Buch eine angenehme Überraschung. Denn nachhaltiges Beckenbodentraining bedeutet vor allem den richtigen Muskeleinsatz im Alltag, sodass der Beckenboden quasi von selbst dauerhaft geschützt und gestärkt wird. Sobald Sie ihn mithilfe dieses Buches kennengelernt und aktiviert haben, brauchen Sie daher kaum noch extra Zeit zum Üben. Neugierig geworden?

HARMONIE, KRAFT UND SINNLICHKEIT

Damit Ihr Beckenboden wieder zu Ihrer natürlichen Kraftbasis werden kann, müssen Sie etwas wiedererlernen, was eigentlich natürlich ist: Gute Haltung und die richtige Körperspannung. Warum fasziniert uns der Anblick von Asiatinnen so, die mit großen Lasten auf dem Kopf anmutig dahinschreiten? Warum schauen wir Südländerinnen mit resigniertem Staunen beim Tanzen zu? Weil sie eine Sehnsucht in uns wecken. Sie führen uns vor Augen, was es bedeutet, mit dem eigenen Körper in Harmonie zu sein. Die natürliche Ästhetik ihrer Bewegungen kommt durch gute Haltung und dynamische Körperspannung zustande. Beides beinhaltet – Sie ahnen es schon – den Einsatz des Beckenbodens. In unserer Kultur ist dies schon lange keine Selbstverständlichkeit mehr. Leider. Aber für sich persönlich können Sie es wieder zu einer solchen werden lassen.

Das hat nicht nur ästhetische Vorteile. Denn viele Verschleißkrankheiten ließen sich reduzieren, wir wären leistungsfähiger und würden uns überdies in unserem Körper wohler fühlen. Und unsere Sinnlichkeit würde ohne übertrieben aufreizende Attribute auskommen. Denn es gibt nichts Weiblicheres als eine Frau, die in ihrem Körper zu Hause ist. Diesem Ideal möchten Sie sich gern annähern? Dieses Buch zeigt Ihnen die ersten Schritte dahin.

Die lebendige Mitte

Betrachtet man Menschen genauer, die sich geschmeidig und anmutig bewegen, dann stellt man fest, dass ihr Becken »arbeitet« – ob Tänzer, Lasten tragende Frauen aus Indien oder Lateinamerika oder ausgelassen herumtobende Kinder. Wie dieses »Arbeiten« genau funktioniert, werden Sie im zweiten Praxisteil ab Seite 52 erfahren und selbst ausprobieren können.

Das Becken hat für unsere gesamte Körperhaltung eine Schlüsselposition. Es kann und sollte die kraftvolle und lebendige Mitte sein, die unseren Körper zu einem harmonischen Ganzen verbindet. Grundlage dafür ist eine gut funktionierende Beckenbodenmuskulatur, die Einzigartiges leistet, was oft unterschätzt wird, weil man es nicht sieht: Als Teil der Tiefenmuskulatur richtet sie unseren Körper innerlich auf und kann wirklich jede körperliche Arbeit effektiv unterstützen.

Überlastete Ersatzspieler

Wenn wir den Beckenboden hingegen nicht aktiv einsetzen, springen dafür die Muskeln in Rücken, Oberschenkeln, Bauch und Schultern ein – was meist zu unergonomischen und weniger ästhetischen Bewegungen führt. Diese Fehlhaltungen begünstigen die frühzeitige Abnutzung. Viele Rückenleiden vom Bandscheibenvorfall bis zum Hexenschuss künden davon, aber auch Knieprobleme oder chronisch verspannte Schultern. Die zum Nichtstun verdammte Beckenbodenmuskulatur tut, was für ungenutzte Muskeln typisch ist – sie baut sich ab und leistet damit Inkontinenz sowie Blasen- und Gebärmuttersenkungen Vorschub. Männer haben zwar von Natur aus einen deutlich kräftigeren Becken-

Harmonisch, anmutig, entspannt – und das trotz der schweren Lasten.

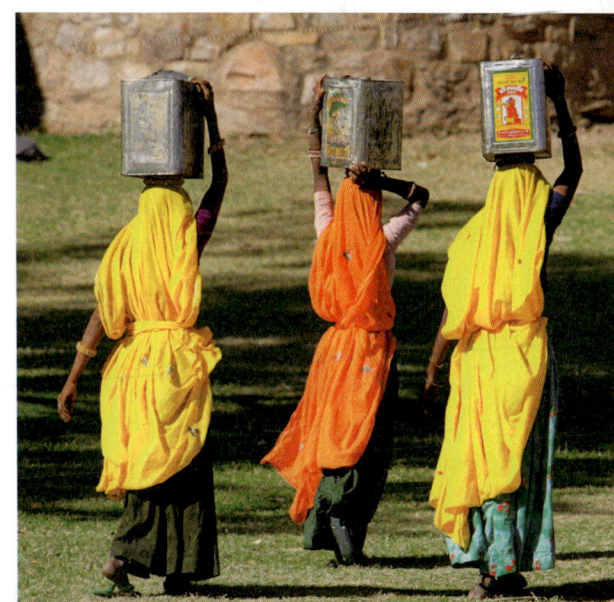

boden, doch die Probleme des Bewegungsapparates treten bei ihnen auch manchmal auf. Das Fazit: Lassen Sie Ihren Beckenboden ordentlich arbeiten! Das ist die ganz und gar natürliche Lösung einiger unnötiger Probleme und Schmerzen.

DEN URSACHEN AUF DER SPUR

Woran liegt es eigentlich, dass wir einen zentralen und extrem wichtigen Muskel so vernachlässigen? Sein Einsatz sollte doch ganz normal sein. Warum haben wir es verlernt, uns natürlich zu bewegen? Die einfache Antwort ist: Wir behandeln unseren Körper so wie die Welt im Allgemeinen, nämlich unökologisch. Oder: Wir haben uns eine Umwelt geschaffen, an die unser Körper schlecht angepasst ist.

Wenn man kleine Kinder beobachtet, erkennt man oft noch die Bewegungsnatur des Menschen in ihnen. Die meisten können gar nicht genug davon bekommen, zu balancieren, zu klettern und alle denkbaren Arten von Geschicklichkeitsspielen auszuprobieren. Leider nehmen die Stunden, die Kinder vor einem Bildschirm verbringen, stetig zu. Trotzdem erhalten sich viele ein hohes Maß an Bewegungsintelligenz bis – ja, bis zur Schulzeit. Dann beginnt endgültig der sogenannte Ernst des Lebens, und der bedeutet in unserer Kultur unter anderem chronischen Bewegungsmangel.

Leben wie die Käfighennen

Unsere Lebensweise ist nicht artgerechter als die einer Käfighenne: Viel zu viel sitzen, viel zu wenig Bewegung. Die Körperspannung sinkt, die Beckenbodenmuskulatur ist passiv und erschlafft zusehends. Wir verlernen natürliche Bewegungen. Infolgedessen spüren wir auch nicht mehr richtig, was uns wirklich guttut. Einseitige Belastungen treten auf. Und so wie eine befreite Käfighenne nicht mehr picken und scharren kann, treiben wir dementsprechend häufig auch noch Sport auf eine Weise, die uns mehr schadet als nützt. Bewegungsmangel ist der Hauptgrund, das Becken zu »vergessen«. Doch es gibt noch einen weiteren, und der liegt im Bereich der Sexualität, ein Thema, das uns häufig eher verspannt, als dass es uns Genuss bereitet.

Aufgeklärt und locker?

Wer meint, wir seien in Bezug auf Sex doch mittlerweile aufgeklärt und frei, der sieht nur die Oberfläche. Angesichts der aufdringlichen Präsenz von Sex in Werbung und Unterhaltungsindustrie, der Verbreitung von Pornografie und des lockeren Umgangs vieler junger Menschen mit dem Thema könnte man meinen, dass es keine Tabus mehr gibt. Aber wie frei sind wir wirklich?

GANZ EINFACH BESSERER SEX?

Spaß am Sex und vor allem tiefe sexuelle Befriedigung sind bei Weitem keine Selbstverständlichkeit. Auch unter betont »unkompliziertem« Verhalten verstecken sich nicht selten Scham und tiefe Verletzungen.

Erstaunlich viele Frauen sind sich zudem auch in unserer aufgeklärten und vermeintlich emanzipierten Zeit über ihre Wünsche und Bedürfnisse im Bett noch gar nicht so klar oder trauen sich nicht, sie anzumelden.

Außerdem steht in unserer Leistungsgesellschaft das Funktionieren im Vordergrund. Wer keine Lust hat, bestimmte sexuelle Normen zu erfüllen, tut sich einfacher, das Becken und die damit verbundenen Gefühle gar nicht zu spüren. Doch für eine erfüllte Sexualität brauchen wir eine starke Verbindung zur Quelle unserer Lust und Kraft.

LUSTVOLLES SEXERCISING

Übungen dieser Kategorie bestehen meist aus Kontraktionen der Schließmuskulatur und versprechen Frauen und Männern mehr Intensität beim Liebesspiel. Und tatsächlich: Frauen, die ihre speziellen Muskeln spielen lassen, berichten über stärkere Orgasmen, Männer über besseres Stehvermögen. Als Sexercises können Sie vor allem Übungen betrachten, die kraftvolle Kontraktionen fordern, zum Beispiel Beckenboden-Bodybuilding (Seite 36) und Popo-Walk (Seite 55). Doch Sexercises sind nur eine Seite der Medaille.

INS FLIESSEN KOMMEN

Das ist die andere Seite. Loslassen, genießen, sich anvertrauen. Dafür brauchen wir eine starke, positive Beziehung zu unserem Unterleib. Erst dann ist tiefe lustvolle Hingabe möglich. Sich mit dem Beckenboden zu beschäftigen, ist ein erster Schritt hin zu dieser Freundschaft mit dem eigenen Körper. Die Kraft zu spüren, die in der weiblichen Basis schlummert, ist sehr heilsam. Und durch einen achtsamen und liebevollen Umgang mit diesem Teil unseres Körpers wird er zunehmend zu einem Ort immer angenehmerer Gefühle. Ins Fließen und Genießen kommen Sie mit sanften Übungen wie Beckenwiegen (Seite 26) oder der Rückenkuschelei (Seite 48). Lassen Sie es sich dabei richtig gut gehen!

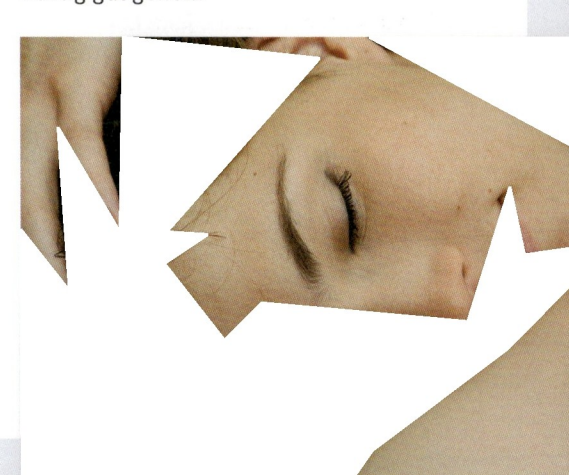

WIEDER HEIL UND STARK WERDEN

Das Beckenbodentraining in diesem Buch bietet Ihnen zum einen eine Abfolge gymnastischer Übungen, die Ihnen – regelmäßig und korrekt ausgeführt – neue Gesundheit und größeres Wohlbefinden schenken kann. Es ist aber noch viel mehr: Es kann Ihre Haltung zum Leben lustvoller machen, Ihr sexuelles Erleben vertiefen und die Energie, die Sie zur Verfügung haben, merklich erhöhen.

Nach dem Lustprinzip üben

Wie aber kommen Sie an all diese positiven Veränderungen heran? Nun, ohne Üben geht es nicht, das darf nicht verschwiegen werden. Die alten Muster und vielleicht auch Fehlhaltungen haben sich über eine lange Zeit regelrecht eintrainiert – und nun braucht es ebenfalls Zeit, sie durch neue, gesündere Haltungen und Alltagsgewohnheiten zu ersetzen. Sich über Einsichten und Disziplin zum Training zu motivieren, das ist bekanntermaßen mühsam. Zum Glück gibt es einen anderen Weg: Geben Sie Ihrem Körper doch einfach, was er liebt! Und glauben Sie mir, er will nicht immer nur das Sofa.

Meine Erfahrung ist, dass jeder Mensch körperlich aktiv sein und sich sogar anstrengen will. Dazu braucht es allerdings gute Bewegungsfolgen, das richtige Maß an Ausgleich und eine große Portion Entspannung zwischendurch. Mithilfe der vielfältigen Übungen in diesem Buch (ab Seite 25) können Sie genau die richtige Mischung für sich und Ihren Körper herausfinden. Auch Wohlbefinden kann man trainieren.

Kraft darf richtig Spaß machen

Quälen Sie sich nicht, »weil es gut für mich ist«, durch ein ungeliebtes Trainingsprogramm. Das reinste Wunderelixier für eine lustvolle Leistungsfähigkeit ist eine liebevolle innere Haltung zum Körper. In den Übungsbeschreibungen dieses Buches wird deswegen auch immer wieder daran erinnert. Geben Sie Ihrem Körper, woran er sich freut – und er antwortet mit einer Vitalität, die Sie umso mehr freuen wird.

Sobald Sie die »Lust an der Kraft« entdeckt haben, die aus einem aktiven Beckenboden entspringt, dann wissen Sie endgültig, dass Üben reine Freude sein darf.

Die Arbeit besser verteilen

Holen Sie also Ihren Beckenboden aus seinem trägen Schlummer und lassen Sie ihn ordentlich arbeiten. Dann wartet die spannende Entdeckung auf Sie, dass er alle anderen Muskelgruppen unterstützen kann: Er wirkt in die Beine hinein, bringt Kraft in die Arme, stabilisiert den Rumpf und entlastet zudem auch den Rücken.

Und plötzlich macht Bewegung Spaß. Der Hausputz geht flott von der Hand, am Ende einer Treppe sind Sie gut gelaunt außer Puste und als Mama tollen Sie wieder öfter mit den Sprößlingen herum, anstatt schon vom Zusehen müde zu sein. Beckenpower macht uns körperlich aktiver – wir haben Lust, das Rad zu nehmen, und lassen das Auto öfter stehen. Gerade wer beruflich viel sitzt, wird dieses Plus an Aktivität sehr schätzen. Doch wo kommt sie nur plötzlich her, diese Energie?

Mehr Energie!

Auf den ersten Blick besteht der Beckenboden aus ganz normalen quergestreiften Muskeln, so wie jeder Bizeps auch. Doch etwas macht die Basis unseres Körpers ganz und gar einzigartig: Die Vitalenergie hat hier ihren Sitz. Östliche Weisheitslehren wissen das schon seit sehr langer Zeit – ob Wurzelchakra oder Kundalini-Energie, alles ist im Beckenraum verortet.

Auf der Suche nach dem wahren Ursprung der Kundalini-Energie haben Forscher eine faszinierende Entdeckung gemacht. Das Anspannen der Beckenbodenmuskulatur – bei aufrechter Haltung – bewirkt eine physikalisch messbare Intensivierung der Gehirnaktivität. Damit einher gehen gesteigerte Leistungsfähigkeit, Konzentration und Kreativität sowie die Fähigkeit zu vernetztem Denken. Die schillernden Begriffe »Power« und »Energie« haben also eine reale, sogar nachweisbare Grundlage. Meine eigenen Erfahrungen sowie die von Kursteilnehmerinnen bestätigen dies: Leben mit aktivem Beckenboden bringt ein deutliches Plus an körperlicher und geistiger Energie mit sich.

Und das ist auch für Sie möglich. Sie erbringen mit weniger Anstrengung mehr Leistung und gewinnen gleichzeitig an Lebensfreude. Dazu brauchen Sie keine Pillen zu schlucken oder teure Apparate zu kaufen. Alles, was Sie brauchen, ist bereits vorhanden – Sie sitzen im wahrsten Sinne des Wortes drauf!

Freude an der Bewegung bringt Leichtigkeit und Energie ins Leben.

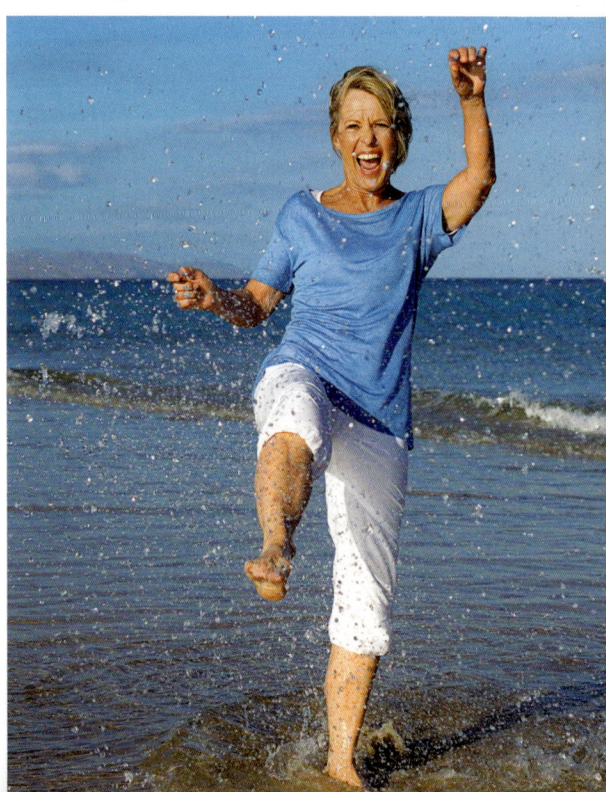

DER POWERMUSKEL – ANATOMISCHES UND MEHR

Auf den folgenden Seiten erfahren Sie, wie der Beckenboden genau im Körper liegt und in seinen drei Schichten aufgebaut ist. Es wird zudem erklärt, warum er so eng mit der Körperhaltung, aber auch der Psyche verwoben ist. Wissen ist die beste Motivation, diese dann gar nicht mehr so geheimnisvolle Muskulatur zu trainieren und im Alltag zu nutzen.

EIN DREIFACHES WUNDERWERK

Der Beckenboden ist ein richtiges Meisterstück – müssen doch die beteiligten Muskeln höchst anspruchsvolle Aufgaben erfüllen: den Bauchraum stützen und nach unten verschließen, einerseits wirkungsvoll »dicht halten«, andererseits aber auch loslassen, wenn es im Alltag darauf ankommt. Drei Muskelschichten bilden für diesen Aufgabenkomplex ein Geflecht, das weitgehend als eine Einheit funktioniert.

Die unterste Schicht

Sie verläuft von vorn nach hinten und umgibt in Form einer länglichen Acht Vagina und Harnröhre sowie den Anus. 1 Diese Schließmuskulatur ist uns gut vertraut, jeder Gang zur Toilette bringt sie uns in Erinnerung.

Die mittlere Schicht

Sie verbindet die Sitzhöcker miteinander und liegt quer oberhalb der untersten Schicht. 2 Ihre Aufgabe ist es, unser Becken zusammenzuhalten. Da sie den Blasenhals umfasst, spielt sie eine besonders wichtige Rolle für die Kontinenz. Dieser Muskel ist bei Frauen nur halb so stark ausgebildet wie bei Män-

URINSTRAHL ANHALTEN?

Vielleicht kennen Sie die alte Empfehlung, als Beckenbodentraining den Harnstrahl beim Wasserlassen mehrmals zu unterbrechen. Um den Beckenboden kennenzulernen, ist dies manchmal ganz nützlich. Ich rate Ihnen dennoch davon ab. Da es den Blasenentleerungsreflex stören kann, ist es vor allem als ständiges Training absolut ungeeignet.

nern und wird auch noch durch die Vagina unterbrochen. Trotzdem vollbringt diese Muskelschicht in der Schwangerschaft die Meisterleistung, neun Monate lang das Kind zu tragen und sich während der Geburt in schier unglaublichem Maße zu dehnen. Wäre sie so dick wie bei den Männern, wäre der Geburtsvorgang überhaupt nicht möglich. Bei vielen Frauen ist dieser Muskel sehr geschwächt und braucht dringend Training.

Die innerste Schicht

Sie besteht aus mehreren Muskelpaaren, die wiederum längs verlaufen – etwa fächerförmig. Wie eine Schale liegt diese innerste Schicht im knöchernen Beckenring. 3
Sie stützt die Unterleibsorgane und ist für Beckenbewegungen zuständig. Außerdem steht sie unauffällig mit unseren Beinen und der Rumpfmuskulatur in Verbindung. Weiß man das, versteht man auch, dass die innerste Schicht eine entscheidende Bedeutung für unsere gesamte Körperhaltung, unsere Ausstrahlung und die Bewegungen hat.

Gemeinsam stark

Mit etwas Übung kann man die drei Muskelschichten des Beckenbodens ahnungsweise getrennt voneinander wahrnehmen. Für ein wirkungsvolles Training allerdings genügt es vollauf, sie als Einheit präzise aktivieren zu können – als unsere gut versteckte Kraftbasis im Körper.

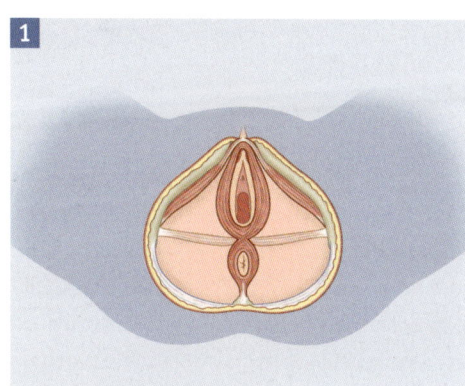

Die unterste Schicht.

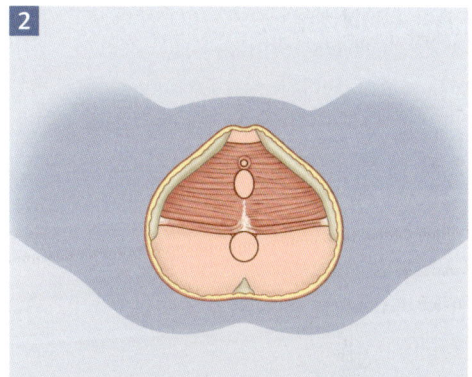

Die mittlere Schicht, quer verlaufend.

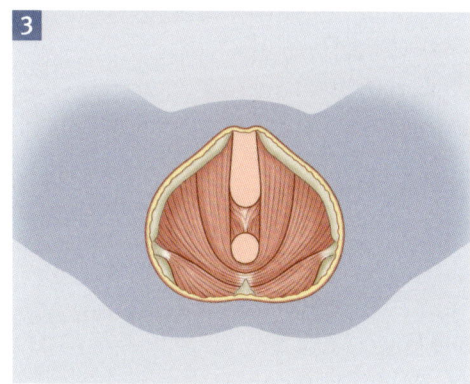

Die innerste Schicht.

Beckenboden und Rücken

Betrachten wir das Zusammenspiel dieser beiden noch genauer: Die innerste Beckenbodenschicht zieht das Steißbein nach unten und vorn, sobald sie aktiviert wird. Dadurch richtet sich das Becken auf und ermöglicht es der Wirbelsäule, sich ebenfalls anatomisch korrekt aufzurichten. Wichtig sind dabei leicht gebeugte Knie. Ein Hohlkreuz verschwindet so, der Brustraum öffnet sich und sogar die Halswirbelsäule wird entstaut.

Dies macht deutlich, warum richtige Körperhaltung und wirksames Beckenbodentraining Hand in Hand gehen. Der angenehme Nebeneffekt: Sie können sich die Rückenschule sparen. Die ist inklusive.

WIRKSAMES MUSKELTRAINING

Den Beckenboden kann man trainieren wie andere Muskeln auch: indem man ihn präzise kraftvoll mit einer geeigneten Anzahl Wiederholungen anspannt (ab Seite 25). Dies ist das Grundtraining. Damit Sie diese Muskeln behalten und weiter aufbauen, braucht es zudem ein Erhaltungstraining. Dafür sind die Alltagsübungen da (ab Seite 51). Sie setzen den Beckenboden einfach aktiv ein und – wichtig – schützen ihn vor übergroßen Belastungen. So haben Sie im Alltag mehr Elan und erhalten sich diese wichtige Muskulatur bis ins Alter.

Der Beckenboden in der Beckenschale.

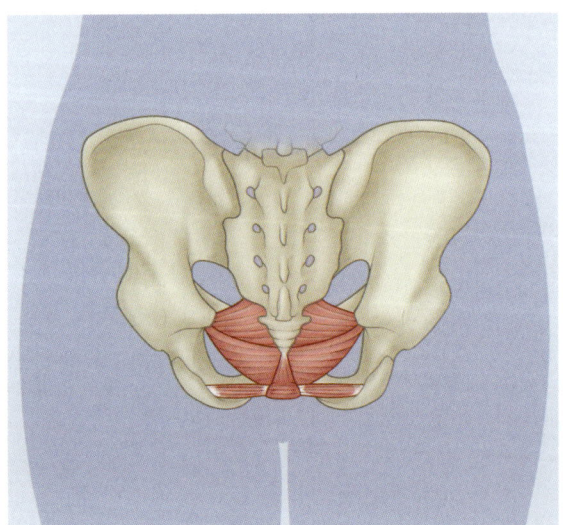

Die Kraftübertragung im Becken.

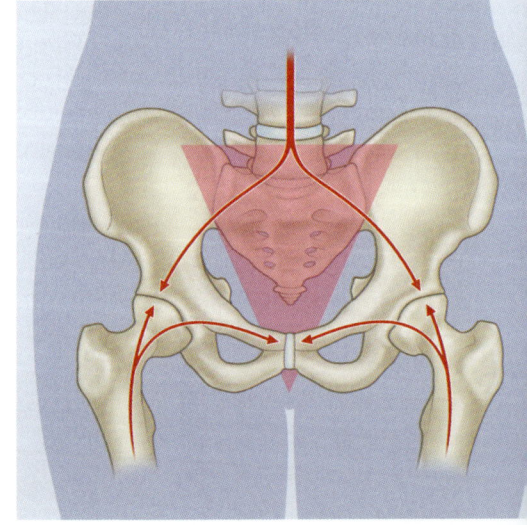

DER POWERMUSKEL IM ALLTAG

Ob Sie vom Stuhl aufstehen, eine Kiste schleppen, eine Tasse vom obersten Regalbrett holen, Rad fahren oder Sport treiben – Ihr Beckenboden ist immer beteiligt. Mehr oder weniger. Oft leider zu wenig, und dann kommen unelegante und kraftlose Bewegungen zustande. Ein gesunder, natürlich reagierender Beckenboden spannt sich bei diesen verschiedenen Aufgaben automatisch angemessen an – und schon geht alles leichter. Diese Fähigkeit können Sie sich mit den Übungen in diesem Buch wieder erobern.

Anspannen und Loslassen

Zu einem natürlich reagierenden Beckenboden gehört nicht nur das kraftvolle und angemessene Anspannen, sondern auch der Gegenpol: total loslassen. Dies müssen wir beispielsweise, wenn wir auf die Toilette gehen. Und je besser eine Gebärende sich in die Wehen hinein entspannen kann, desto wahrscheinlicher ist eine problemlose Geburt.
Aber es gibt noch weitere Situationen, zu denen ein geöffneter, lockerer Beckenboden gehört: Letztlich alle, in denen wir weich werden, uns seelisch öffnen, »fließen und genießen«. Natürlich auch, wenn wir schlafen. In der Entspannung regeneriert sich der Muskel, da er besser durchblutet wird.

Aufrecht oder gerundet

Aktivieren lässt sich der Beckenboden besonders gut mit geradem Rücken. Umgekehrt gibt es auch eine Haltung, die zum Loslassen gehört: Der Beckenboden öffnet sich fast automatisch und die Spannung fließt regelrecht weg, wenn der obere Rücken stark gerundet wird. Diese Haltung nehmen wir instinktiv ein, wenn es ums Entspannen, (Mit)fühlen und Genießen geht: wenn wir jemanden umarmen oder abends auf dem Sofa relaxen, wenn wir mit unserem Liebsten im Bett kuscheln. Und die innigsten Positionen, um ein Baby zu stillen, sind ebenfalls rund.

Vorsicht Bauchraumdruck!

Doch was geschieht, wenn wir mit gerundetem Rücken körperlich aktiv sind, vielleicht sogar etwas Größeres heben? Wir schaden damit unserem Rücken, der in einer ungünstigen Haltung Schwerarbeit leisten muss.

IDEAL FÜRS TÄGLICHE LEBEN

Beherzigen Sie folgende Empfehlungen – für Ihre Gesundheit, Ihre Leistungsfähigkeit und Ihr Wohlbefinden:
• Aktiv sein mit wachem Beckenboden und geradem Rücken.
• Loslassen und genießen mit entspanntem Beckenboden und gerundetem Rücken.

Außerdem wird der Beckenboden nach unten gepresst. Im Bauchraum entsteht hoher Druck, und der trifft auf weiche Muskeln, die dem nichts entgegenzusetzen haben und dadurch überdehnt werden.

Leider geschieht dies sehr oft: Wir sitzen mit rundem Rücken, oft viele Stunden am Tag. Wir heben und tragen schwere Taschen, bücken uns und treiben sogar Sport auf diese ungesunde Weise. Junge Mütter und auch Omas sind erfahrungsgemäß besonders gefährdet, weil sie durch die liebevolle Hinwendung zu den Kleinen ständig in Versuchung sind, in die gerundete Haltung zu geraten – man denke nur an den Wickeltisch.

Typische Risikofaktoren

Fassen wir zusammen: Der offene, weiche Beckenboden wird durch alles geschwächt, was infolge von Erschütterungen, aktivem Pressen oder auch nur durch das Gewicht der Eingeweide im Bauchraum Druck erzeugt:

- Heben, tragen, schnelle Auf- und Abbewegungen (zum Beispiel beim Trampolinspringen), nach unten pressen (bei häufiger Verstopfung), Bauchmuskeln stark anspannen und so weiter
- Stöße von außen durch hartes Auftreten, Springen, aber genauso auch passive Erschütterungen auf holprigen Auto- und Radfahrten
- Stöße von innen durch Husten, Niesen, Räuspern und Ähnliches.

Bewegungsgewohnheiten ändern

Das sind eine ganze Menge problematischer Faktoren. Das macht verständlich, warum so viele Frauen an Beckenbodenschwäche leiden, denn steter Tropfen höhlt den Stein. Viele kleine Belastungen täglich addieren sich auf. Schwangerschaften, Geburten, Übergewicht und schwaches Bindegewebe sind zusätzliche Risikogrößen. Und mit zunehmendem Alter bringt die abnehmende Muskelmasse oft Inkontinenz hervor.

Daher ist es so wichtig, nicht nur einmal täglich mit viel Disziplin eine Viertelstunde zu üben und sich dann den Rest des Tages so zu bewegen, dass der Beckenboden strapaziert wird. Es gilt, sich die Bewegungsgewohnheiten insgesamt bewusster zu machen und sie zu verbessern.

AKTIVER UND GESCHÜTZTER BECKENBODEN

Lassen Sie Ihren Beckenboden kräftig arbeiten. Das ist gut für ihn. Vor Belastung im geöffneten Zustand müssen Sie ihn hingegen schützen lernen. Ist er schon geschwächt, ist es wichtig, dass Sie Ihre Grenzen kennen, respektieren und langsam erweitern. Das baut die Gesundheit Ihres Beckenbodens auf und erhält sie dauerhaft.

WAS DER KÖRPER ÜBER DIE SEELE VERRÄT

Die Vorteile günstiger Bewegungen sind noch viel weitreichender: Denn mit unserer Körpersprache senden wir dauernd unbewusst Signale aus. Zum Beispiel signalisiert die gerundete Körperhaltung: Ich bin offen – für die Probleme und Bedürfnisse anderer. Solche – inneren wie äußeren – Haltungen sind individuell und jede für sich wertvoll. Doch sie können auch belastend sein. Drei typische Haltungen, die Sie im Folgenden beschrieben finden, helfen Ihnen vielleicht, sich selbst auf die Schliche zu kommen. Das ist der erste Schritt, um zukünftig etwas zu verändern und anders, besser mit den Alltagsanforderungen umzugehen. Neue Haltungen einzuüben – dabei unterstützt Sie dann nicht zuletzt Ihr Beckenbodentraining.

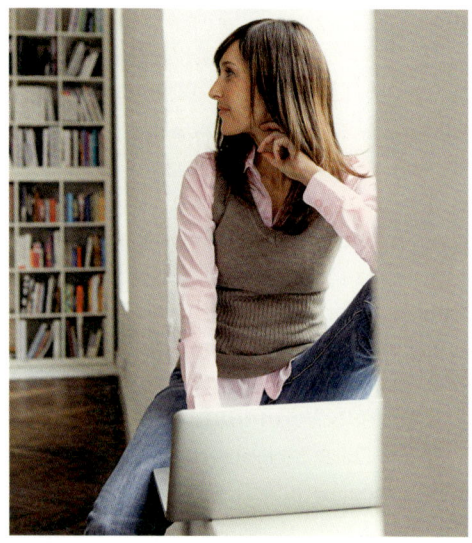

Zwischendurch ausspannen, das ist für jeden Typ Mensch wichtig.

»Mir ist alles zu viel«

Haben Sie manchmal das Problem, sich als »seelischer Mülleimer« anderer zu fühlen? Oder ist Ihnen diese Welt öfter mal zu viel? Gut möglich, dass sie Ihnen deshalb so auf die Pelle rückt, weil Sie körperlich zu offen sind und sich nicht wirksam abgrenzen können. Wundern Sie sich nicht, wenn Sie beim Beckenbodentraining mehr entdecken als eine gesündere Art, sich zu bewegen. Wenn Sie Kraft und Stabilität gewinnen, wird sich das auch auf Ihr Selbstbewusstsein auswirken – und damit treten Sie dieser Welt ganz anders gegenüber. Und die Welt wird entsprechend antworten.

»Ich hab alles im Griff«

Oder sind Sie eher eine Powerfrau, die ihr Leben voll im Griff hat? Dann neigen Sie möglicherweise zu einer hohen Dauerspannung, was eine rigide Körperhaltung zur Folge haben kann. Diese soll uns eigentlich in gefährlichen Situationen schützen. Wenn man jedoch in diesem Muster verharrt, bedeutet es Dauerstress für den Körper – und für die Seele auch. Fühlen Sie sich öfter seltsam distanziert, von

Ihren Gefühlen abgeschnitten? Möglicherweise könnte auch folgender Satz von Ihnen stammen: »Ich weiß, dass ich ihn liebe, aber ich kann es nicht richtig spüren.« Entspannen ist schwierig, wenn man zu dem rigiden Muster neigt. Der Beckenboden hat einen zu hohen Muskeltonus, was die Durchblutung verschlechtert und zu Schmerzen im Unterleib führen kann. Weicher zu werden bringt diesem Typ neue Lebensqualität.

»Reiß dich zusammen!«

Viele eher zarte Menschen leben vorübergehend oder dauernd unter Bedingungen, die über ihre Kraft gehen. Sie schaffen es unter großer Anstrengung, irgendwie durchzuhalten. »Es muss gehen«, hört man oft von ihnen. Dementsprechend versucht ihr Körper, eine harte Schale um den weichen Kern herumzulegen. Die aber jederzeit bröckeln kann. Typisch ist, dass sie wie ein Soldat funktionieren, um dann am Wochenende krank zu werden. Ihnen tut die Kraft aus der Basis gut, weil sie von innen stabilisiert, ohne hart zu machen.

Typgerecht Lebensqualität gewinnen

Ganz gleich, zu welchem Typ Sie neigen, das Training im Praxisteil ist in jedem Fall für Sie geeignet – allerdings mit unterschiedlichen Schwerpunkten:

- Sind Sie eher zu offen und verlieren leicht Energie, dann sollten Sie die Aktivierung des Beckenbodens intensiv betreiben und unbedingt auf eine aufrechte Körperhaltung achten. Das wird Ihnen Kraft geben!
- Powerfrauen können die gleichen Übungen machen, aber nach dem Prinzip der progressiven Muskelentspannung: anspannen, um danach besser loslassen zu können. Dehnen Sie die Ruhephasen bewusst aus.
- Wenn Sie der strapazierte Durchhaltetyp sind, brauchen Sie sowohl Krafttraining als auch Entspannung. Ihr Ziel ist, das für Sie richtige Maß zu finden: sich fordern, ohne sich zu überfordern.

FLEXIBEL IST STARK

Ein guter Beckenboden reagiert auf Belastungen angemessen mit Anspannen, kann total loslassen und hat einen guten Grundtonus. Wenn Sie das Gefühl haben, kraftvoll in Ihrer Basis verankert zu sein und im Oberkörper frei und leicht, dann ist dies das beste Zeichen, dass Sie alles richtig machen.

In Ihrem Leben werden Sie feststellen, dass Sie belastbarer sind, weil Sie schneller in die Entspannung finden. Beim Sex intensivieren sich oft beide Pole: das aktive Begehren ebenso wie die Lust sich hinzugeben. Und häufig bessern sich mit dem flexibler werdenden Beckenboden auch Menstruationsbeschwerden: weil frau einfach besser loslassen kann.

EROBERN SIE SICH IHREN BECKENBODEN

Vor der genauen »Gebrauchsanweisung« für Ihren Beckenboden plus der Anleitung für die Integration in den Alltag hier noch einige grundsätzliche Empfehlungen. Gleich vorweg: Das Üben darf – und soll! – Spaß machen und Wohlbefinden bereiten.

Üben mit Buch und CD

Bevor Sie mit der CD zu üben beginnen, empfiehlt es sich, dass Sie das Buch zuerst einmal ganz durchlesen. Nehmen Sie sich Zeit, um mit den Wahrnehmungsübungen Ihren Beckenboden zu erforschen. Denn diesen Körperbereich genau aufzuspüren, erfordert anfangs Ihre volle Aufmerksamkeit. Probieren Sie in Ruhe alles durch, was Sie im Buch ab Seite 25 finden. Nach dieser Vorbereitung üben Sie mit der CD dann deutlich effektiver!

Die Reise zu Ihrer aktiven und lebendigen Körperbasis

Der erste Praxisteil (ab Seite 25) beginnt mit den Voraussetzungen für eine aktive Körperbasis – Übungen für die Beweglichkeit sowie die Aufrichtung von Becken und Rücken. Die präzisen Anleitungen zur Aktivierung aller drei Muskelschichten sind das Herzstück des ersten Übungsteils. Dieses ist für sich genommen bereits ein vollständiges Beckenbodentraining, mit dem Sie beispielsweise eine bestehende Inkontinenz wirkungsvoll bessern können. Übungen im Liegen runden das Grundtraining auf wohltuende Weise ab.

Der zweite Praxisteil (ab Seite 51) baut auf dem ersten auf. Er schult Ihre Körperkoordination und gibt Ihnen Tipps, wie Sie Ihr neues, aktives Beckenbodengefühl Schritt für Schritt in den Alltag und in sportliche Aktivitäten integrieren können.

Die CD bietet Ihnen dann drei Programme mit unterschiedlichen Schwerpunkten: ein Powertraining im Sitzen, ein genussvolles Krafttraining im Liegen und Übungen zur aktiven Integration in den Alltag.

Wie oft und wie lange üben

Wenn Sie bereits leichte oder mittlere Probleme haben, ist es gut, wenn Sie täglich eine Viertelstunde für Krafttraining reservieren können. Dann sollten Sie nach ein bis zwei Monaten bereits die ersten positiven Veränderungen bemerken.

Sobald es Ihnen gelingt, das beckenbodenaktive Gehen, Treppensteigen und das richtige Heben wie selbstverständlich im Alltag anzuwenden, können Sie das reine Üben nach und nach reduzieren. Wenn Sie Ihren Beckenboden präventiv kräftigen möchten oder einfach Lust auf mehr Energie haben, dann üben Sie mit Ihrem individuellen Gespür, was und wie lange Sie wollen!

SO GELINGT DIE ALLTAGSINTEGRATION

Das, was Sie sowieso tun, anders zu tun, nämlich mit aktivem Beckenboden, kostet überhaupt keine Zusatzzeit, sondern nur – am Anfang – etwas Aufmerksamkeit. Und wenn Sie diese eifrig säen, können Sie schon bald das belebende Gefühl von kraftvoller Leichtigkeit ernten. Die Hinweise auf dieser Seite helfen Ihnen, das im anfänglichen Training Gelernte wirkungsvoll im Alltag umzusetzen – dann ist bald Ihr ganzes Leben genussvolles und gesundes Beckenbodentraining.

SICH EIN BESTIMMTES THEMA VORNEHMEN

Wählen Sie eine ganz bestimmte Treppe oder eine definierte Gehstrecke aus, auf der Sie Ihren Beckenboden aktivieren wollen. Am besten eine, die Sie jeden Tag ge-

Der Beckenboden ist immer und überall dabei. Nutzen Sie ihn aktiv!

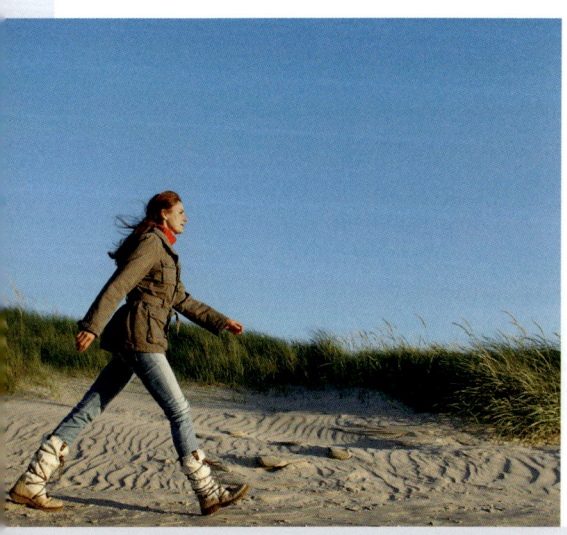

hen – der Weg von der Bushaltestelle zum Büro, der Spaziergang mit dem Hund, die Kellertreppe im Haus. Bei dieser einen Strecke versuchen Sie nun an die Aktivierung Ihres Beckenbodens zu denken. Dann wird es Ihnen schon bald auch an anderen Orten einfallen.

KLEBEPUNKTE FÜR EINEN FESTEN PLATZ IM HIRN

Markieren Sie mit Klebepunkten, wo Sie an die bewusste Bewegung aus dem Becken denken wollen: Fürs Hinsetzen und Aufstehen kommt ein Punkt an den Esszimmerstuhl, fürs Heben an die Gießkanne oder den Einkaufskorb, fürs aufrechte Sitzen an den PC und so weiter.

GANZ EINFACH IM SPORT

Wenn Sie es regelmäßig schaffen, zum Yoga oder Pilates zu gehen oder eine Nordic Walking-Runde zu drehen, dann können Sie diese sportlichen Tätigkeiten optimal mit der Aktivierung Ihres Beckenbodens verbinden. Ab Seite 70 finden Sie hierzu gezielt Tipps und Anregungen.

UND DANN GEHT ES GANZ VON SELBST

Wenn Sie die Integration vollzogen haben, werden Sie üben, wo Sie gehen und stehen. Dann benötigen Sie überhaupt kein spezielles Training mehr. Dieses Buch können Sie dann Ihrer besten Freundin schenken!

Individuell abgestimmt

Mit den Angeboten aus Buch und CD können Sie ein Leben lang arbeiten. Vielleicht merken Sie aber nach einiger Zeit, dass Sie sich ein individuelleres Training wünschen. Kombinieren Sie dann einfach neu, indem Sie bei den CD-Programmen zwischendurch die Pausentaste drücken und weitere Übungen in Ihrem eigenen Tempo einfügen. Als Faustregeln für freies Training können Sie Folgendes beherzigen:

- Übungen im Atemrhythmus: 10 bis 20 Wiederholungen sind ein echtes Krafttraining.
- Varianten, bei denen die Spannung gehalten wird, können Sie gern auf 20 Sekunden Haltezeit ausdehnen.
- Ausgleichs- und Entspannungsübungen fügen Sie ein, so lange und so oft Sie ein Bedürfnis danach haben.

Das Üben zum Erfolgserlebnis machen

Haben Sie schon erlebt, wie schnell man ein schlechtes Gewissen hat, weil man sich vorgenommen hat, etwas für sich zu tun – Übungen zu machen – und es nicht geschafft hat? Leider entsteht dabei ein Teufelskreis: Weil man »versagt« hat, ist es einem unangenehm, an das Thema zu denken – und dann übt man noch weniger.

Die Kur dafür ist folgende: Loben Sie sich jedes Mal, wenn Sie üben. Wirklich jedes Mal. Egal wie lange und wie oft Sie geübt haben. Auch wenn Sie es längere Zeit nicht tun. Loben Sie sich sogar für die Pausen! Sie werden sehen: Sich selbst zu ermutigen ist eine wirkungsvolle Motivationsspritze.

Ich wünsche Ihnen viel Freude und Wohlbefinden mit Ihrem Beckenbodentraining!

WOHLTUEND UND EFFEKTIV

Drei allgemeine Tipps machen das Üben umso wirkungsvoller:

- Grenzen erspüren und respektieren: Fordern Sie sich ruhig, aber übernehmen Sie sich nicht. Hören Sie auf Ihren Körper. Hat er noch Lust auf ein paar Wiederholungen oder braucht er eine Pause?
- Sich selbst wahrnehmen: Bleiben Sie stets präsent, während Sie üben. Spüren Sie aufmerksam, was Sie tun. Das gilt auch, wenn Sie bestimmte Übungen schon hundertmal gemacht haben.
- Die kleine Auszeit genießen: Bereiten Sie sich eine angenehme Übungsumgebung und erlauben Sie sich, gemütlich anzukommen, bevor Sie mit dem Training loslegen. Sollten Sie dabei einschlafen, dann werden Sie es brauchen ...

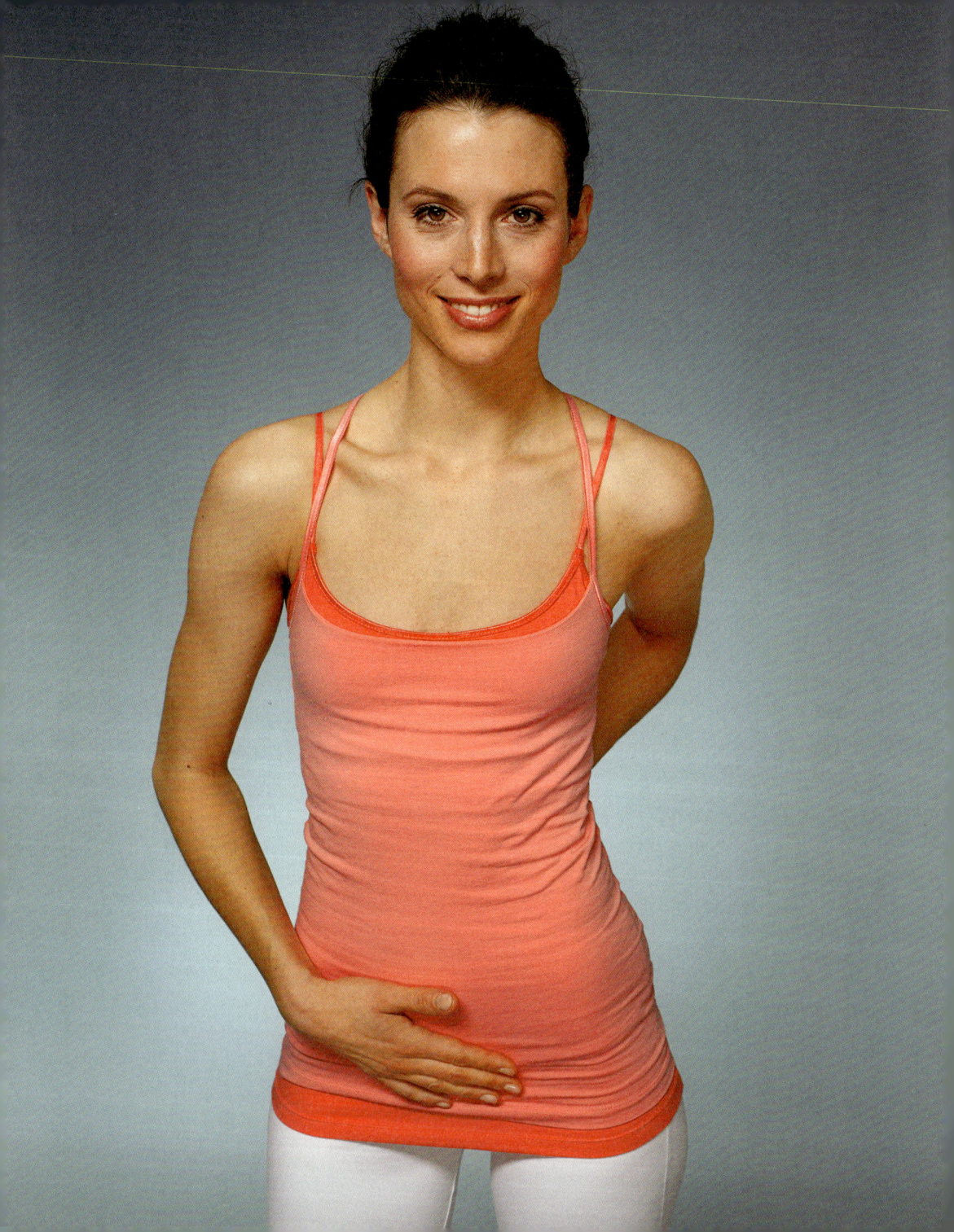

DAS POWER-TRAINING

Um einen verborgenen Schatz zu finden, braucht man eine detaillierte Schatzkarte. Und genau die finden Sie auf den folgenden Seiten. Denn schon manches Training ist daran gescheitert, dass der Schatz nicht gefunden und damit auch nicht gehoben werden konnte. Das wird Ihnen nicht passieren: Durch aufmerksames Wahrnehmen von feinen Bewegungen werden Sie das muskuläre Wunderwerk Ihres Beckenbodens aufspüren. Dann kann es richtig losgehen: mit Übungsabfolgen, die guttun und Sie die ganze Kraft Ihres Powermuskels erleben lassen!

GUTE HALTUNG UND BEWEGLICHKEIT

Ihr Beckenboden braucht fitte Mitspieler, um richtig in Schwung kommen zu können: ein bewegliches Becken und eine aufgerichtete Wirbelsäule. Das sind zugleich die Grundlagen für ein tolles Körpergefühl: Kraft aus der Basis und im Oberkörper leicht und frei.

Beckenwiegen ● Track 2 und 21

WIRKUNG
• bringt deutlich mehr Beweglichkeit ins Becken • fördert die sinnliche Ausstrahlung • entspannt spürbar die Lendenwirbelsäule • verbindet Sie mit Ihrer Beckenkraft

➤ Stehen Sie entspannt mit leicht gebeugten Knien, die Füße parallel und etwa hüftbreit auseinander. Stützen Sie die Hände in die Taille oder legen Sie eine Hand auf den Unterbauch, die andere aufs Kreuzbein.

➤ Kippen Sie das Becken sanft vor und zurück, so weit, wie es Ihnen angenehm ist. Stellen Sie sich dabei vor, Ihr Becken sei eine mit Wasser gefüllte Schale, die Sie ausleeren, wenn Sie ins Hohlkreuz gehen 1 , und die Sie wieder auffüllen, während Sie die Gegenbewegung machen. 2 Ihr Oberkörper bleibt möglichst ruhig und Ihr Kopf auf gleicher Höhe.

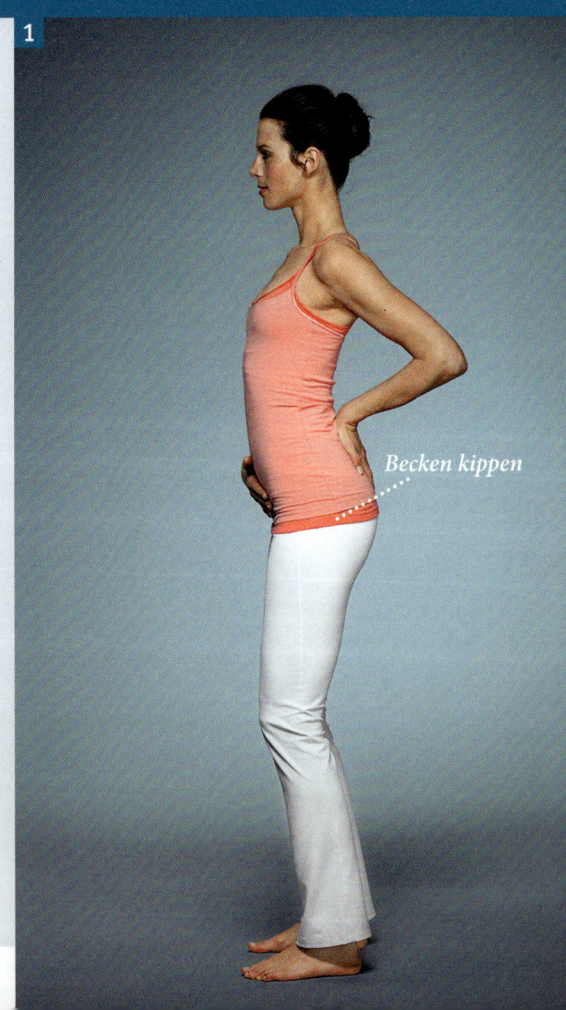

1

Becken kippen

➤ Nehmen Sie Ihr Becken ganz bewusst wahr. Betonen Sie die Bewegung, die Ihren Rücken lang macht, und unterstützen Sie dies behutsam mit den Händen.

➤ Bleiben Sie noch eine Weile in dieser Position. Stellen Sie sich vor, an Ihrem Hinterkopf sei ein Fädchen befestigt, das Sie mit dem Himmel verbindet. Mit beiden Beinen auf der Erde stehen Sie ganz aufrecht, stark und gleichzeitig entspannt. Spüren Sie Ihre Kraft.

Variation: Beckenkreisen und liegende Acht

➤ Lehnen Sie Ihren Körper leicht vor, zurück und zur Seite. Spüren Sie die Gewichtsverteilung auf den Fußsohlen und wie die Knie dieses Vor- und Zurückpendeln ausgleichen und es Ihnen ermöglichen, Ihr Gleichgewicht zu halten.

➤ Lassen Sie jetzt Ihr Becken kreisen, richtig schön rund, abwechselnd in beide Richtungen. Dabei nur das Becken, nicht den ganzen Rumpf bewegen. Ihr Oberkörper bleibt ruhig – Sie können sich vorstellen, einen Korb mit rohen Eiern auf dem Kopf zu balancieren.

➤ Stellen Sie sich vor, an Ihrem Kreuzbein sei ein Pinsel befestigt, mit dem Sie eine liegende Acht auf den Boden malen. Versuchen Sie in beide Richtungen eine möglichst gleichmäßige Acht hinzubekommen. Genießen Sie es, immer weicher und geschmeidiger zu werden.

FEINARBEIT MACHT MUSKELN SCHLAU

Für diese Übungen setzen Sie bereits alle Ihre Beckenbodenmuskeln ein und teilen ihnen mit, dass sie gebraucht werden. Je filigraner Sie Ihr Becken tanzen lassen, desto mehr »lernen« die Muskeln dabei.

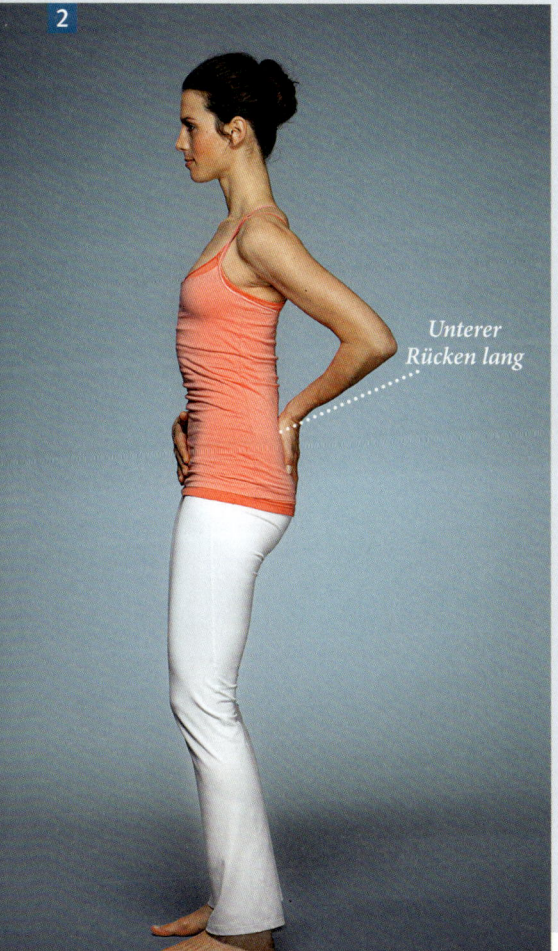

2

Unterer Rücken lang

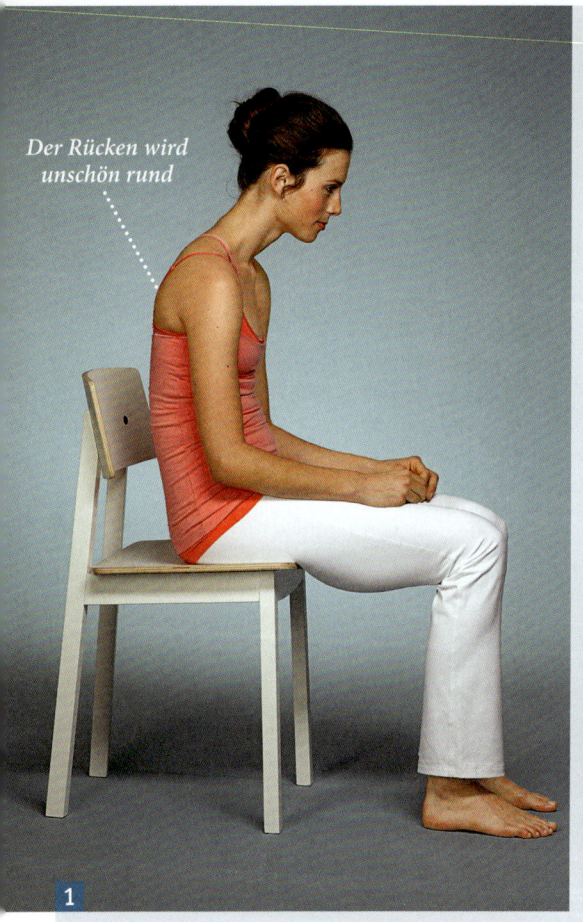

Der Rücken wird unschön rund

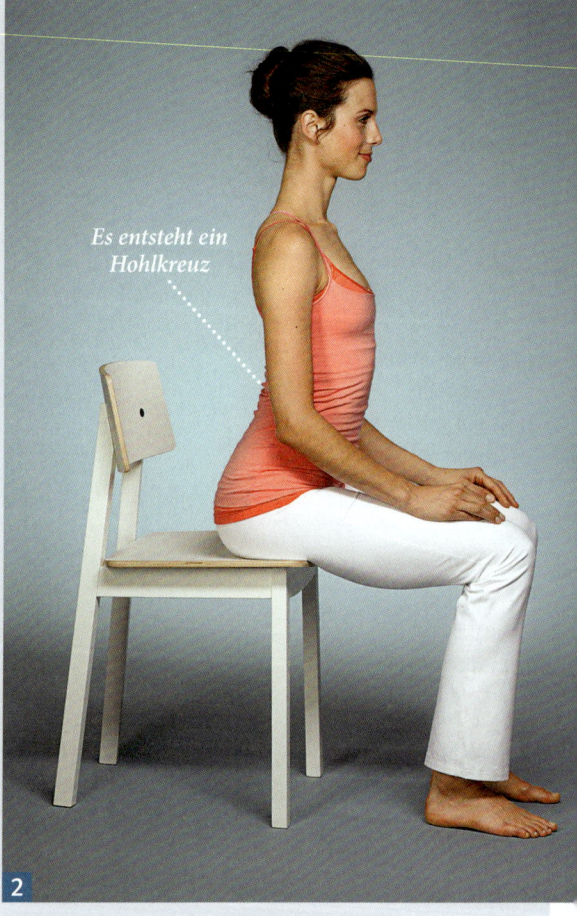

Es entsteht ein Hohlkreuz

Aktives Sitzen ● Track 3

WIRKUNG
• übt die Grundhaltung für das nachfolgende Training im Sitzen • bietet eine Haltungsschule für Ihren Alltag • stabilisiert den Rücken auch am Schreibtisch

➤ Setzen Sie sich aufrecht auf die vordere Hälfte eines Stuhls oder Hockers mit gerader, ungepolsterter Sitzfläche. Ideal ist es, wenn Ihre Oberschenkel in etwa waagrecht sind.

➤ Platzieren Sie die Beine in hüftbreitem Abstand, legen Sie die Hände locker auf die Oberschenkel. Sie sollten Ihre beiden Sitzhöcker deutlich spüren.

➤ Kippen Sie nun das Becken nach hinten, so als ob Sie sich anlehnen wollten. Dabei verlieren die Sitzhöcker den Kontakt mit dem Stuhl und Sie sitzen auf den Pobacken. 1

➤ Gehen Sie ins Hohlkreuz, indem Sie Ihr Becken nach vorn kippen. Wieder geht der

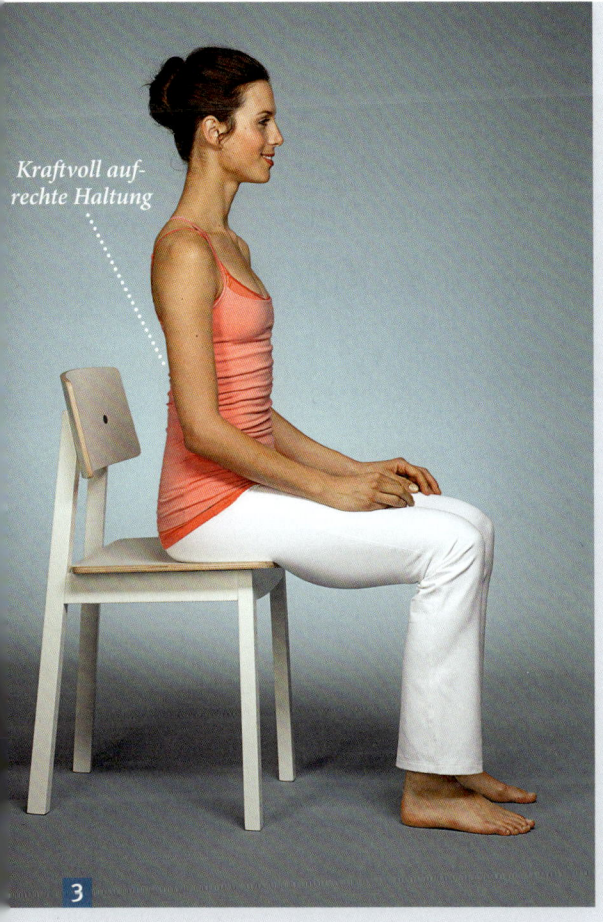

*Kraftvoll auf-
rechte Haltung*

3

➤ Sie können sich auch vorstellen, eine Sonnenblume zu sein, die mit den Wurzeln gut im Boden verankert ist und gleichzeitig aufrecht der Sonne entgegenstrebt.

➤ Drücken Sie mit den Fußsohlen sacht nach unten – merken Sie, wie sich Ihre Haltung dadurch stabilisiert und energievoller wird? Ihr Beckenboden spannt sich dabei ganz von selbst leicht an. Spüren Sie aufmerksam hin und schenken Sie sich selbst ein souveränes Lächeln.

GESÜNDER SITZEN IM ALLTAG

Wenn Sie sich angewöhnen, täglich öfter für eine bestimmte Zeit aufrecht zu sitzen, wird das anfangs ein wenig ungewohnt und vielleicht sogar anstrengend sein. Doch im Lauf der Zeit kräftigt sich dadurch Ihre Rückenmuskulatur.

Kontakt verloren. Sie sitzen auf den Oberschenkeln, und das ist nicht sehr kraftvoll. **2**

➤ Finden Sie jetzt die gesunde Position in der Mitte – auf Ihren Sitzhöckern –, in der Sie aufgerichtet und gleichzeitig entspannt sitzen.

➤ Lassen Sie sich von einem gedachten Faden, der an der hinteren Hälfte Ihres Scheitels befestigt ist, sanft nach oben ziehen. **3** Sie brauchen sich nicht anzustrengen, es geht ganz leicht. Achten Sie darauf, im Schulterbereich locker zu bleiben.

TIPP

Es gibt mittlerweile wunderbare Bürostühle, die eine aktive Haltung unterstützen, beispielsweise solche mit beweglicher Sitzfläche. Oder Sie legen sich einfach ein Ballkissen auf Ihren ganz normalen Bürostuhl. So bleiben Sie auch beim Sitzen aktiv und der Beckenboden elastisch.

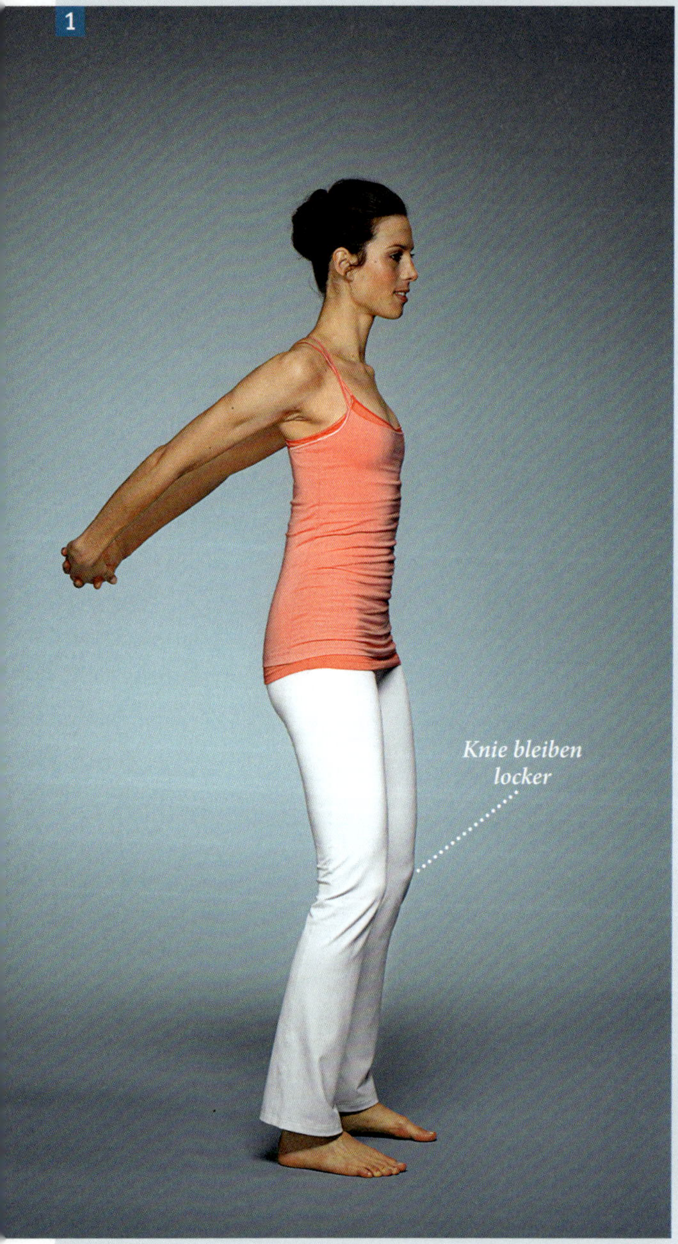

Knie bleiben locker

Die Königin ⊙ Track 21

WIRKUNG
• dehnt die oft verkürzten Brust-
muskeln • unterstützt eine aufrechte Haltung • schafft Raum im
Brustkorb • befreit den Atem und
sorgt so für mehr Lebensenergie

➤ Stellen Sie sich entspannt hin,
die Beine sind etwa hüftbreit auseinander, die Arme hängen locker
an der Seite. Achten Sie darauf,
dass die Knie leicht gebeugt sind.

➤ Verschränken Sie die Hände
hinter dem Rücken, strecken Sie
die Arme und heben Sie sie langsam hoch. **1** Bleiben Sie dabei
im Rücken ganz gerade, vermeiden
Sie es, die Schultern hochzuziehen
oder ins Hohlkreuz zu gehen.

➤ Genießen Sie die Weite, die im
oberen Brustbereich entsteht. Halten Sie die starke Dehnung so lange, wie Sie Ihnen guttut, und atmen Sie die ganze Zeit entspannt
weiter. Dann senken und lösen Sie
die Hände.

➤ Kreisen Sie zum Abschluss
sanft mit den Schultern – vorn
hoch, hinten runter – und bringen
Sie sie dann so weit nach hinten
unten, wie es Ihnen entspannt
möglich ist.

Variation:
Die Königin am Türstock

➤ Stellen Sie sich in Schrittstellung so hin, dass die Hand Ihres waagrecht zur Seite gestreckten linken Arms flach an einem Türstock anliegt. Sie können den Unterarm auch nach oben abwinkeln. Die Schultern lassen Sie bewusst nach hinten unten sinken.

➤ Drehen Sie sich behutsam so weit nach rechts wie möglich. Bewegen Sie die Füße mit, sodass Sie einen festen Stand behalten. 2

➤ Entspannen Sie sich genussvoll in die Dehnung des Brustmuskels hinein. Mit jedem Einatmen richten Sie sich noch mehr auf und mit jedem Ausatmen dehnen Sie sanft noch ein Stückchen weiter.

➤ Wechseln Sie zur anderen Seite.

DIE KÖNIGIN IN DER BÜROPAUSE

Die Variation ist eine jener Übungen, die Sie prima zwischendurch machen können, gerade auch am Arbeitsplatz – einmal zu jeder Seite, dafür aber mehrmals am Tag. Vor allem bei langer Bildschirm- und Schreibtischarbeit werden Ihnen Schultern, Rücken und Nacken dankbar sein.

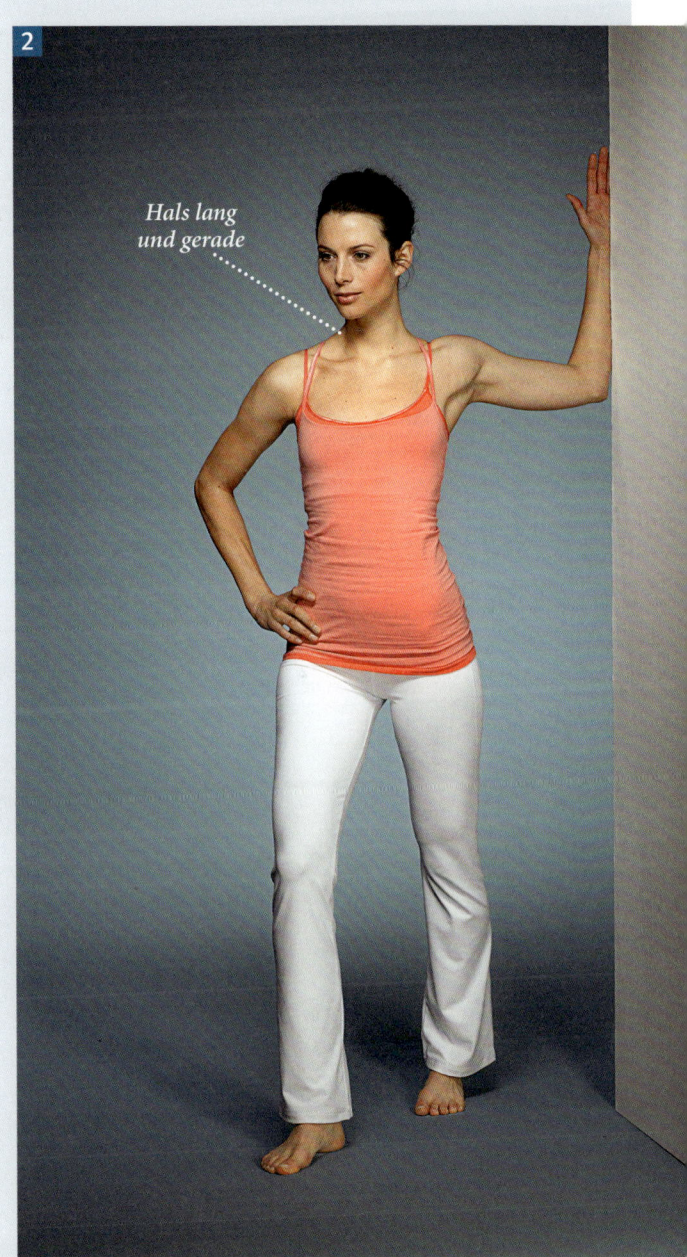

Hals lang und gerade

DEN BECKENBODEN ERKUNDEN

Die folgenden Grundübungen helfen Ihnen, die drei Schichten des Beckenbodens aufzuspüren und zu aktivieren. Wenn Sie schon einmal erfolglos versucht haben, den Beckenboden zu trainieren, dann haben Sie ihn vermutlich gar nicht wirklich gefunden. Doch das wird sich jetzt ändern!

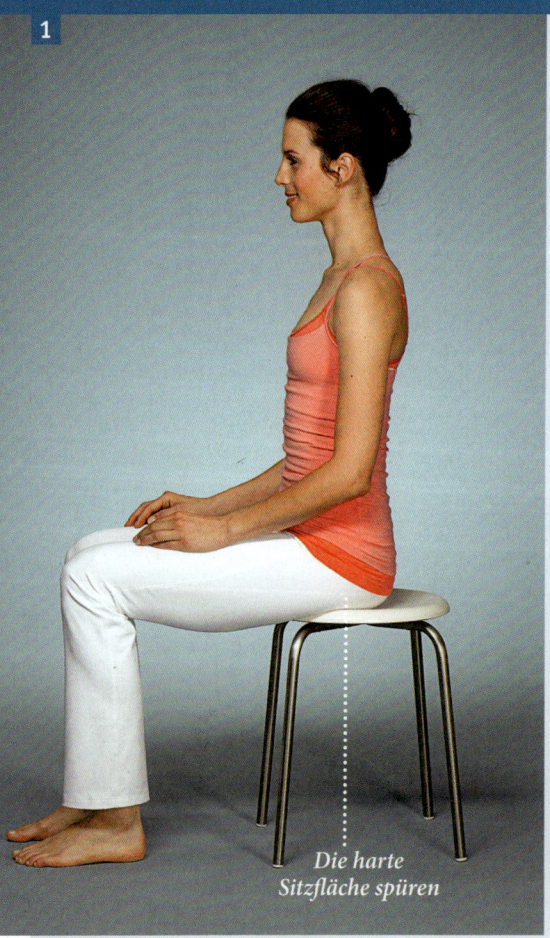

1

Die harte Sitzfläche spüren

Die unterste Schicht erleben
🔊 Track 4

WIRKUNG
• macht die unterste Schicht des Beckenbodens recht deutlich bewusst • aktiviert diese muskuläre Schicht • kann das sexuelle Erleben verbessern

➤ Setzen Sie sich aufrecht wie beim Aktiven Sitzen ab Seite 28 geübt hin. 1

➤ Stellen Sie sich als ersten Anhaltspunkt für die unterste Schicht des Beckenbodens vor, dass diese etwa die Ausdehnung und Position einer Slipeinlage hat.

➤ Um diese Muskulatur eindeutig aufzuspüren, beginnen Sie mit einer winzig kleinen Bewegung und einer witzigen Vorstellung: »Blinzeln« Sie mit den Schamlippen und dem Anus. Als Mann stellen Sie sich vor, den Harnstrahl zu unterbrechen.

➤ Achten Sie auf die Bewegung, nehmen Sie ganz genau wahr, wo sie stattfindet. Sie werden feststellen, dass sich diese unterste Schicht immer als Einheit bewegt.

➤ Tippen Sie sie jetzt als Ganzes mal in schnellerem, mal in langsamerem Rhythmus an. Spüren Sie wieder aufmerksam hin, was sich wo tut.

➤ Spannen Sie diese unterste Schicht nun kräftiger an. Das fühlt sich an, als ob Sie etwas von der Unterlage anheben und in den Körper saugen würden. Wenn Sie eine Hand aufs Schambein legen und die andere ans untere Ende des Kreuzbeins, können Sie dort eine leichte Bewegung wahrnehmen.

➤ Sobald Sie stärker anspannen, werden Po- und Bauchmuskulatur mitspielen wollen – doch dann trainieren Sie nicht mehr vorrangig Ihren Beckenboden. Um dies unterscheiden zu lernen, setzen Sie sich auf Ihre Handflächen, sodass die Fingerspitzen gerade die Sitzhöcker erreichen. **2**

➤ Spannen Sie jetzt Ihren Po absichtlich an: Dabei »wachsen« Sie etwas und die Sitzhöcker verlassen die Stuhlfläche. In den Händen spuren Sie deutlich eine »große« Bewegung – die Pomuskulatur. Wenn Sie korrekt nur den Beckenboden anspannen, ist die Bewegung »klein« und findet innen statt. In den Händen spüren Sie davon wenig.

➤ Benutzen Sie Ihre Hände auch bei der Bauchmuskulatur als »Seismographen«: Legen Sie sie auf den Oberbauch. Werden die Muskeln beim Beckenbodenaktivieren hart, dann haben Sie vermutlich das Gefühl, dass alles nach unten drückt. Richtig ist es, wenn Sie nur einen leichten Zug von unten zum Nabel spüren und sich größer fühlen.

DIE WAHRNEHMUNG KOMMT ERST BEIM ÜBEN

Diese sanfte Spürübung und ebenso das »Blinzeln« können Sie tagsüber praktizieren, wann immer Sie daran denken. Damit wird der Beckenboden bald zu Ihrer selbstverständlichen Basis. Und spätestens dann werden Sie sich auch sicher sein, dass Sie die richtigen Muskeln erreichen.

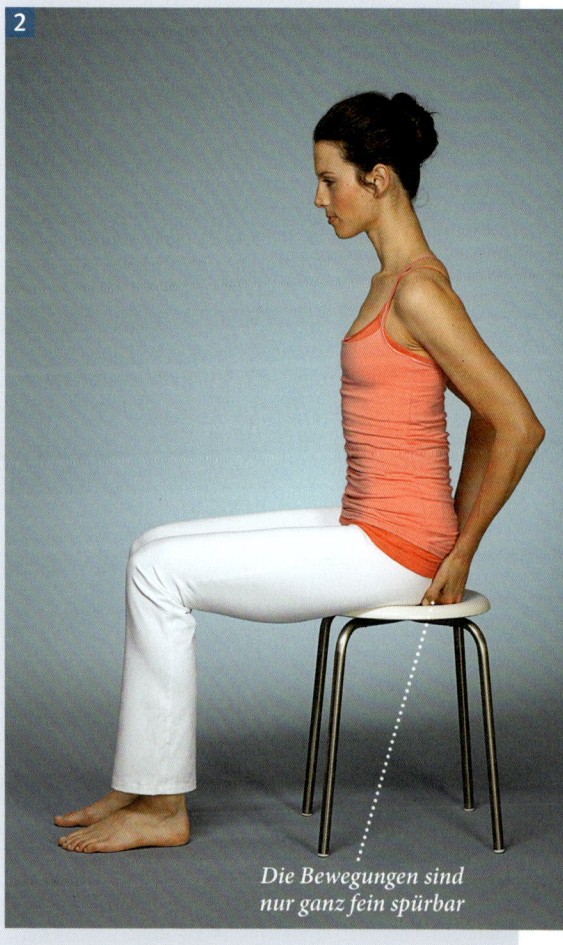

Die Bewegungen sind nur ganz fein spürbar

Die mittlere Schicht erleben
◉ Track 4

WIRKUNG:
• macht die mittlere Schicht des Beckenbodens erfahrbar • das Training dieser Schicht bessert Inkontinenzbeschwerden

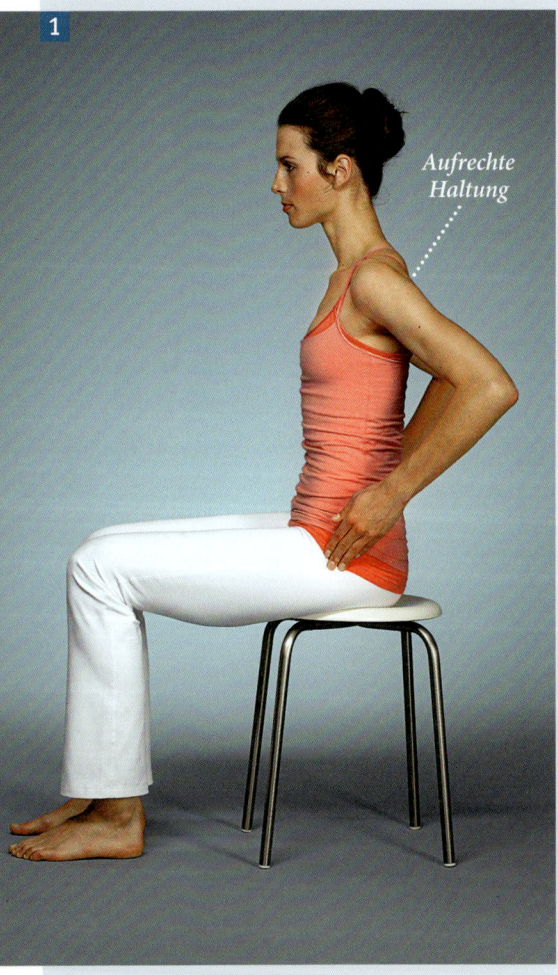

Aufrechte Haltung

➤ Nehmen Sie wieder die Grundposition im Sitzen ein. Spannen Sie die unterste Muskelschicht leicht an. Dies ist die Voraussetzung, um die mittlere Schicht auch wirklich aktivieren zu können.

➤ Stellen Sie sich vor, Ihre Sitzhöcker verbindet ein starkes Gummiband, das Sie willentlich zusammenziehen. »Ziehen« Sie dabei von innen. Wenn Sie von außen »schieben«, dann arbeiten Sie mit den Pomuskeln und »hopsen« etwas hoch.

➤ Wenn Sie es hingegen richtig machen, ist nach außen hin fast nichts zu sehen. Sie haben auch nicht den Eindruck, dass sich die Sitzhöcker einander annähern. Im unteren Becken entsteht ein Gefühl, als ballte sich etwas zusammen. Legen Sie die Hände seitlich an Ihre Hüfte 1 , dann können Sie vielleicht sogar spüren, wie sie sich ganz leicht zusammenzieht.

➤ Auch so kommen Sie dieser Muskulatur auf die Spur: Setzen Sie sich rittlings auf ein zusammengerolltes Handtuch und versuchen Sie dann ganz sacht, es mit Ihren Sitzhöckern zu »greifen«.

SANFT BLEIBEN

Sicher wollen Sie wirkungsvoll trainieren. Machen Sie aber dennoch nicht den Fehler, alles Mögliche im Körper stark anzuspannen, weil Sie sich nicht sicher sind, was Sie spüren. Bleiben Sie liebevoll und sanft – das ist der schnellste Weg, um diese Schicht tatsächlich kennenzulernen und zu aktivieren.

Die innerste Schicht erleben

● Track 4

WIRKUNG
• macht die innerste Schicht erfahrbar
• richtet den Rücken auf • verbessert die
Stütze der Beckenorgane • aktiviert eine
kraftvolle Körperhaltung

➤ Setzen Sie sich wieder gerade auf Ihren
Stuhl und gehen Sie ein kleines bisschen ins
Hohlkreuz. Aktivieren Sie die erste und dann
die zweite Schicht des Beckenbodens.

➤ Lassen Sie Ihren Scheitel nach oben
streben, während Ihr Steißbein in einer
leichten Schaufelbewegung nach unten
vorn zieht – das Hohlkreuz verschwindet. 2
Spüren Sie ein Gefühl von Länge, Kraft und
Festigkeit im unteren Rücken? Können Sie
es verstärken, indem Sie Ihre Kraft im Becken noch etwas mehr verdichten? Dann
haben Sie einen sehr guten Kontakt zur in-
nersten Schicht hergestellt.

➤ Probieren Sie, ob Sie diese Kraft auch mit
starkem Hohlkreuz oder rundem Rücken
spüren können. Nein? Die Beckenbodenmuskulatur lässt sich nicht richtig anspan-

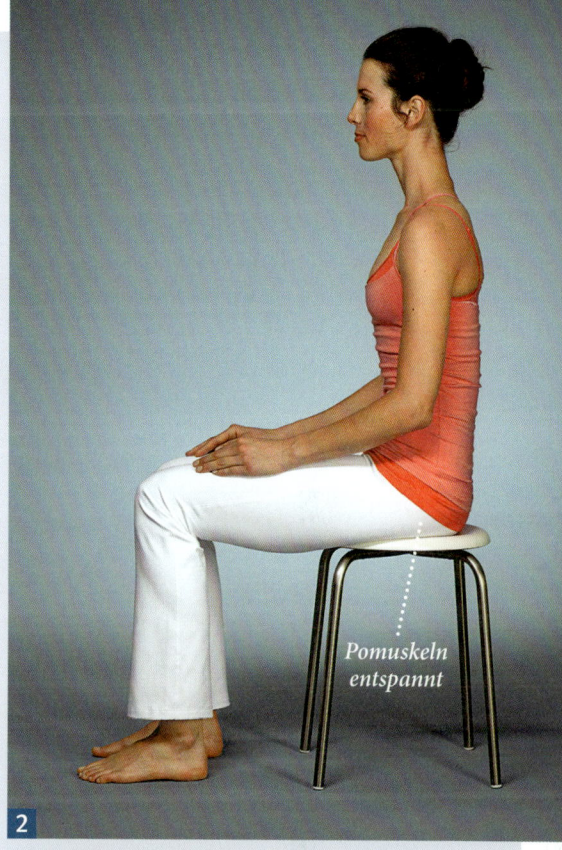

*Pomuskeln
entspannt*

2

nen oder es fühlt sich einfach nicht gut an,
es zu tun? Genau: Aktiver Beckenboden und
gerader Rücken gehören zusammen.

VOLLKOMMEN INDIREKT

Die innerste Beckenbodenschicht ist über eine
tatsächliche Muskelbewegung kaum wahrzunehmen. Zum Glück ist das nicht schlimm. Wenn Sie
Ihren Beckenboden richtig aktivieren, dann spüren
Sie das an einem lustvollen Gefühl von Kraft, die
von innen kommt. Das ist – auch bei den folgenden Übungen – stets der indirekte Beweis, dass
Sie tatsächlich den Beckenboden aktiviert haben.

TIPP

Bevor Sie ein wichtiges Telefonat führen, sollten Sie erst Ihren Beckenboden aufwecken – erste, zweite, dritte
Schicht. Sie werden dem Gesprächs-
partner gegenüber garantiert souverä-
ner und gelassener auftreten.

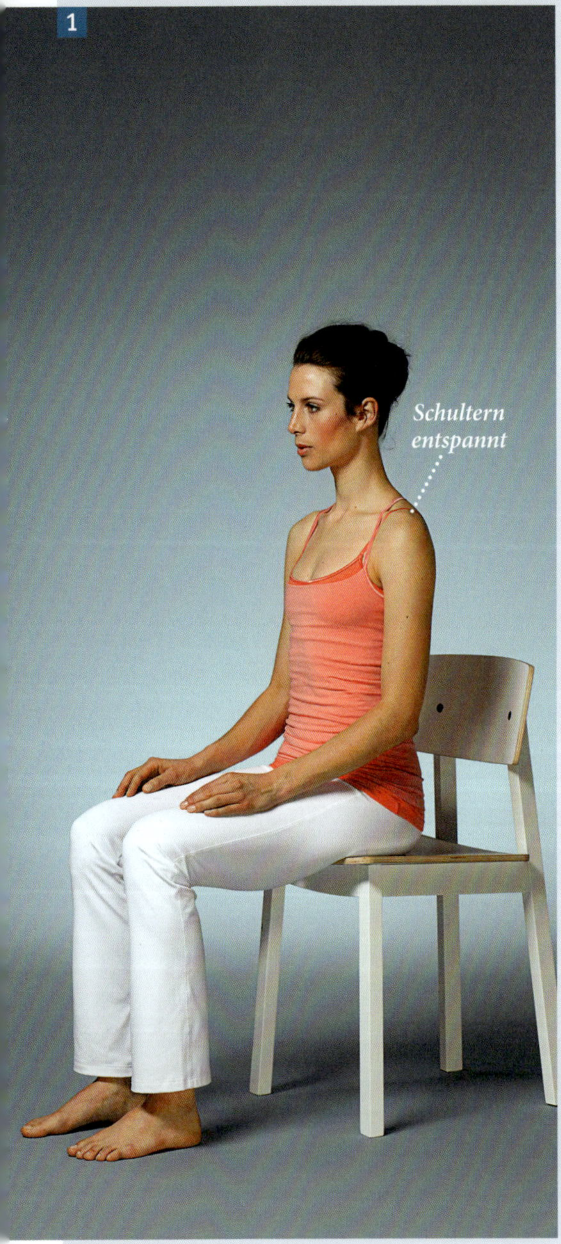

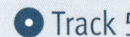

_Schultern
entspannt_

Beckenboden-Bodybuilding
● Track 5

WIRKUNG
• verbindet die Aktivierung aller drei Schichten
und schult Sie, dies mit der Atmung zu kombinieren • stellt die Basisübung für ein wirksames
Training dar

➤ Setzen Sie sich wieder aufrecht hin. Während Sie langsam ausatmen, spannen Sie die
einzelnen Schichten des Beckenbodens in
drei Schritten an:
1. Heben Sie die unterste Schicht an.
2. Ziehen Sie die Sitzbeinhöcker kraftvoll und
exakt zusammen.
3. Machen Sie den Rücken gerade und stark,
indem Sie den Scheitel nach oben und das
Steißbein leicht nach unten vorn ziehen. 1

➤ Halten Sie diese Spannung, solange Ihr
Ausatem reicht, und lösen Sie sie dann ganz
allmählich, während der nächste Einatem
einströmt.

➤ Wiederholen Sie diese Abfolge in Ihrem eigenen Atemrhythmus 10- bis 20-mal. Spüren
Sie nach.

➤ Dehnen, strecken und lockern Sie sich genüsslich. Bewegen Sie Ihr Becken auf dem Stuhl
hin und her, ganz so, wie es Ihnen jetzt guttut.
Erlauben Sie sich, ganz weich zu werden. 2

Variation: Noch mehr Power
➤ Aktivieren Sie den Beckenboden mit dem
Ausatem wie beschrieben, aber lassen Sie
beim Einatmen nicht los.

TIPP

Grundsätzlich – es geht auch andersherum, und vielen erscheint es natürlicher: Mit der Einatmung anspannen und mit der Ausatmung loslassen. Nur, da bei der Schreckreaktion das Atemmuster genau so abläuft, verkrampfen sich die meisten Menschen relativ leicht, wenn sie beim Einatmen anspannen. Das kennt man auch von der Angewohnheit, beim Hochheben von schweren Lasten ruckartig »anzureißen« – armer Rücken! – und den Atem nach kurzem, heftigem Einatmen ganz anzuhalten. Auf den Beckenboden wirkt dabei ein enorm belastender Bauchraumdruck ein.

Wenn Sie lernen, die Muskelanspannung mit der Ausatmung zu verbinden, dann trainieren Sie sanft und stark gleichzeitig – und lernen zudem einen vorteilhaften Bewegungsablauf für Ihr praktisches Leben, der sowohl Ihren Beckenboden als auch Ihren Rücken nachhaltig schützt und stützt.

➤ Atmen Sie mehrere Male so ruhig wie möglich ein und aus, während Sie die Spannung im Beckenboden halten.

➤ Gönnen Sie sich danach eine längere Entspannungspause. Atmen Sie einige Male tief durch, beklopfen und reiben Sie mit den Händen Unterbauch, Oberschenkel, Po und unteren Rücken, und loben Sie sich und Ihren Beckenboden – auch wenn er bei dieser Übung frühzeitig nachgegeben hat.

➤ Wenn Sie diese Basisübung im Sitzen beherrschen, probieren Sie sie nach dem gleichen Prinzip auch im Liegen mit aufgestellten Beinen und im Stehen.

IMMER LÄNGER HALTEN

Fordern Sie sich, aber überfordern Sie sich nicht. Anfangs können Sie die maximale Anspannung vielleicht nur kurz halten. Das ist ganz normal. Üben Sie lieber wenige konzentrierte Wiederholungen, und das mehrmals am Tag. Dann werden Sie bald mehr Kraft entwickeln. Und vergessen Sie nicht: Die Entspannungsphase ist genauso wichtig, wenn wir Kraft aufbauen wollen.

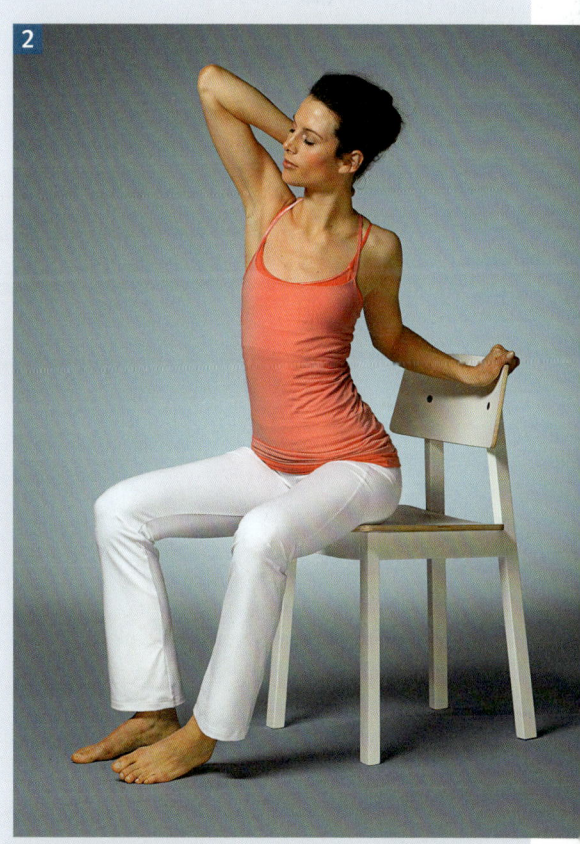

DER AKTIVE BECKENBODEN

Bei den bisherigen Übungen haben Sie die Kraft aus dem Becken sorgfältig isoliert: Bauch, Beine und Po sollten so wenig wie möglich machen, damit Sie Ihren Beckenboden genau kennenlernen. Jetzt dürfen sie alle wieder mitspielen und sich in gezielten Bewegungen verbinden. Damit lernen Sie für Ihren Alltag, aus dem Becken heraus zu agieren. Zugleich sind die folgenden Übungen ein effektives Powertraining.

Hands up ● Track 6

WIRKUNG
• trainiert kraftvolle Leichtigkeit im Oberkörper

➤ Nehmen Sie die Grundposition im Sitzen ein (Seite 28). Atmen Sie tief in den Bauch ein, strecken Sie die Arme gerade nach oben. Aktivieren Sie mit dem Ausatmen den Beckenboden und lassen Sie die Kraft auch in die Arme strömen. Schultern locker. 1 Senken Sie einatmend die Arme wieder und lösen Sie dabei langsam die Spannung. 10-mal wiederholen.

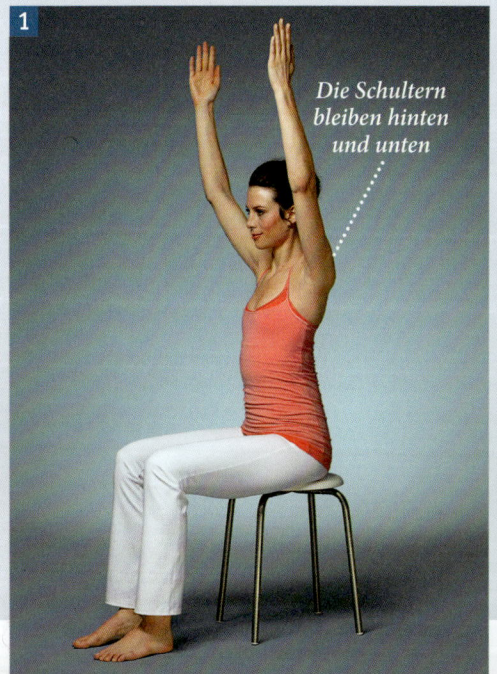

Die Schultern bleiben hinten und unten

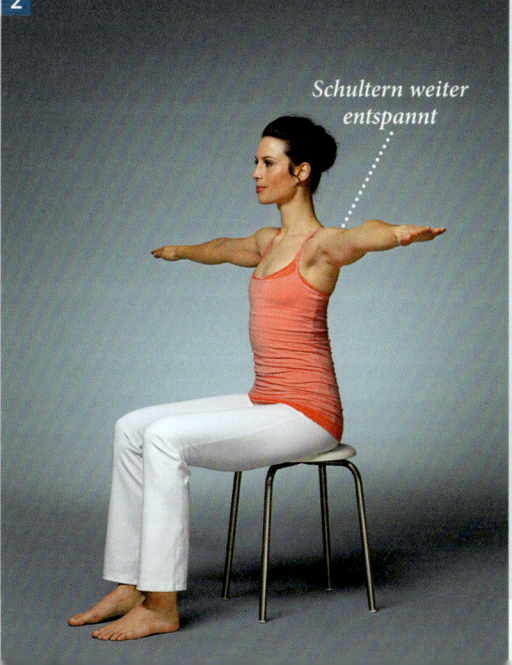

Schultern weiter entspannt

BECKENBODEN AKTIVIEREN!

Wann immer Sie im Folgenden diese Anwei-
sung lesen, wissen Sie bereits, was das heißt:
- **Unterste Schicht:** anspannen beziehungsweise anheben.
- **Mittlere Schicht:** Sitzhöcker zur Mitte zusammenziehen.
- **Innere Schicht:** Scheitel nach oben, Steißbein
nach unten vorn ziehen, Rücken lang machen.
All das wird mit der Zeit zu einer einzigen fließenden Bewegung.

➤ Probieren Sie in gleicher Weise weitere Armhal-
tungen aus, zum Beispiel nach vorn oder zu beiden
Seiten gestreckt. 2 Lassen Sie die Arme dann
für mehrere Atemzüge oben, während der Beckenboden angespannt bleibt.

GENUSSVOLLE PAUSEN GEHÖREN ZUM TRAINING

Gönnen Sie sich zwischendurch immer wieder eine
gründliche Lockerung, in der Sie Becken und Schultern
frei bewegen und entspannen.

Hoch das Bein! ⊙ Track 7

WIRKUNG
- stärkt den Beckenboden durch das Balancieren

➤ Heben Sie aus dem aufrechten Sitz ein Bein
angewinkelt ganz leicht an. Bleiben Sie dabei im
Oberkörper gerade, nicht nach hinten lehnen.

➤ Atmen Sie ein. Mit dem Ausatmen aktivieren Sie
Ihren Beckenboden und halten die Spannung über
mehrere Atemzüge lang aufrecht. 3

➤ Setzen Sie den Fuß langsam zurück auf den Boden und entspannen
Sie sich.

➤ Üben Sie abwechselnd mit dem
rechten und dem linken Bein, jede
Seite 3-mal.

Variation: Das Bein bewegen

➤ Bewegen Sie das angehobene
Bein langsam auf und ab oder zu den
Seiten. Halten Sie dabei die Span-
nung im Beckenboden.

SPIELERISCHE GRAZIE

Genießen Sie die Übung, werden Sie zur
Ballerina oder einmal mehr zur Königin.

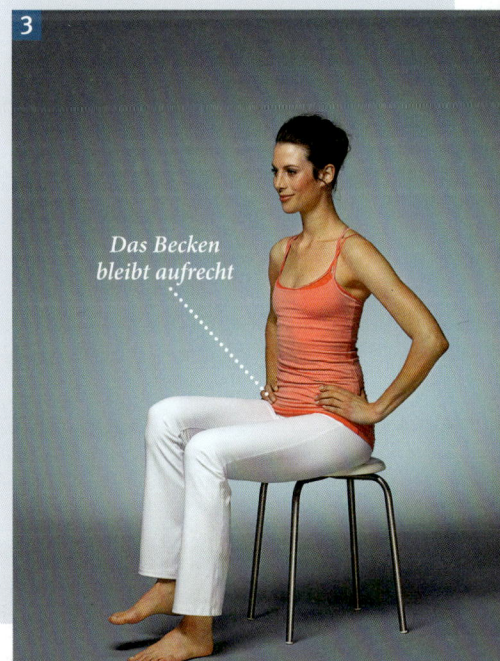

3

Das Becken
bleibt aufrecht

Zur Seite drehen ● Track 8

WIRKUNG
• übt ein, den Rumpf in der Drehung vom
Beckenboden aus zu unterstützen

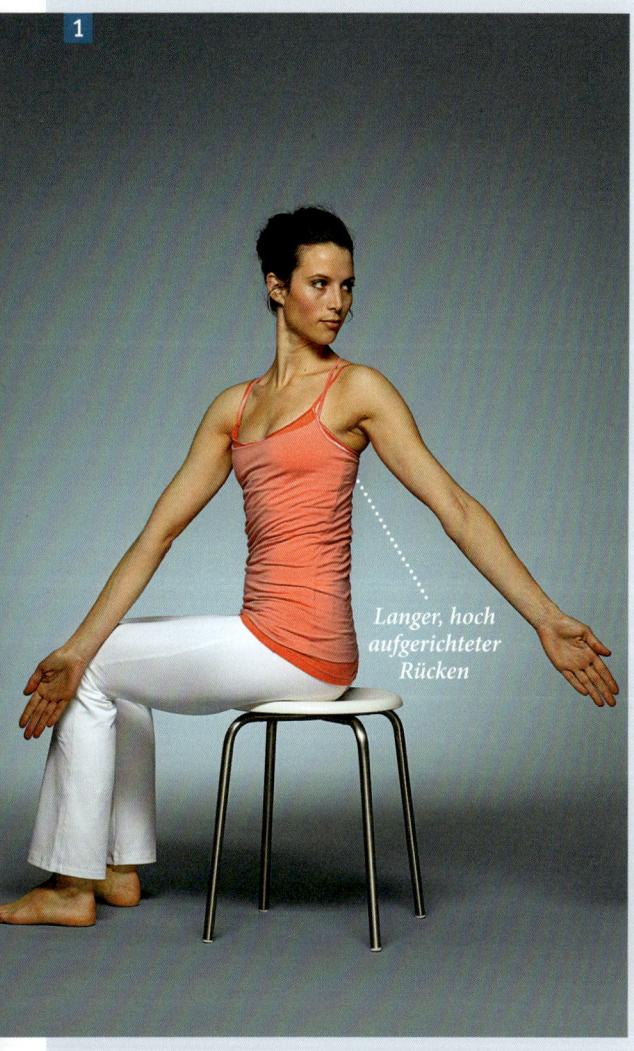

*Langer, hoch
aufgerichteter
Rücken*

➤ Nehmen Sie die Grundposition im
Sitzen ein (Seite 28). Drehen Sie Ihren
aufrechten Oberkörper nach rechts
und legen Sie die linke Hand locker
an die Außenseite des rechten Ober-
schenkels. [1]

➤ Atmen Sie tief und entspannt ein.

➤ Aktivieren Sie ausatmend kraftvoll
Ihren Beckenboden und lassen Sie
ihn einatmend wieder los.

➤ Wiederholen Sie dies einige Male,
während Sie die gedrehte Position beibehalten. Mit jedem Ausatmen werden
Sie ein bisschen größer und dehnen
sich noch weiter in die Drehung.

➤ Halten Sie die Spannung konzentriert aufrecht, während Sie mit dem
nächsten Einatmen zur anderen Seite
wechseln und dort üben.

VOM ÜBEN ZUM ALLTAG

Spüren Sie all den Übungsbewegungen
aufmerksam nach. Oft will der Beckenboden ausweichen, nicht, weil er zu
schwach ist, sondern weil die Stellung
ungewohnt ist. Halten Sie ihn dann gut
fest. Damit bauen Sie Ihre Muskulatur
auf und lernen gleichzeitig, sie im Team
mit anderen Muskeln sinnvoll einzusetzen. Dann aktivieren Sie Ihre Körperbasis
vielleicht bald ganz von selbst, wenn Sie
sitzend am Schreib- oder Esstisch han-
tieren. Sie werden erleben, dass dann
alles gleich viel leichter geht.

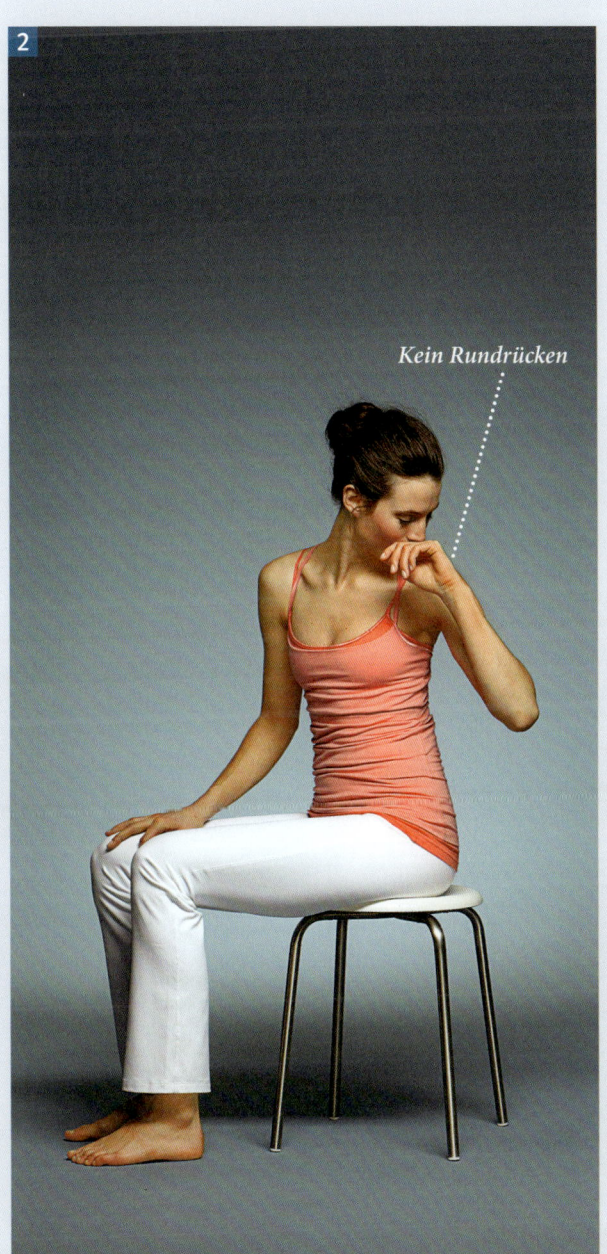

Kein Rundrücken

Hatschieee!

WIRKUNG
• stabilisiert das Becken • übt Reflexe des Verschließens bei Husten, Niesen und Ähnlichem

➤ Setzen oder stellen Sie sich aufrecht hin.

➤ Deuten Sie ein Niesen oder Hüsteln an und spüren Sie, wie es Ihren Beckenboden dabei stoßartig nach unten drückt.

➤ Wiederholen Sie das angedeutete Husten und drehen Sie den Oberkörper dabei rasch zur Seite. **2** Sie werden merken, dass diese Drehung Ihre Körperspannung erhöht und verhindert, dass sich Ihr Rücken rundet.

➤ Verstärken Sie diese Effekte, indem Sie Ihren Beckenboden zusätzlich schnell und kräftig aktivieren – bevor der Druck von oben kommt.

SPIELERISCH REFLEXE EINÜBEN

Husten, Niesen, Räuspern und Ähnliches schicken kleine Explosionswellen in die untere Körperetage. Diese Übung hilft Ihnen, eine reflexartige Schutzhaltung einzuüben, die sich bald verselbstständigen wird. Damit Sie solche Stöße auch später noch »trocken« überstehen.

Koffer ins Gepäckfach
● Track 22

WIRKUNG
• übt wirkungsvoll schonendes Heben und
Über-dem-Kopf-Arbeiten

➤ Stehen Sie aufrecht, die Füße hüftbreit mit
leicht gebeugten Knien oder in Schrittstellung. Stellen Sie sich vor, Sie halten einen
kleinen schweren Koffer in den Händen. 1

➤ Mit dem Ausatmen aktivieren Sie den Beckenboden und heben den Koffer nah vor
dem Körper in einer fließenden Bewegung
hoch über den Kopf. Sie schieben ihn ins
vorgestellte Gepäckfach. 2

➤ Atmen Sie ein und senken Sie die Arme.

Variation: Der Koffer rutscht!

➤ Heben Sie die Arme über den Kopf und
stellen sich vor, einen richtig schweren Koffer abzustützen. Nehmen Sie dazu am besten die Schrittstellung ein und aktivieren Sie
den Beckenboden kraftvoll. 3

➤ Halten Sie die Spannung gleichmäßig
aufrecht, während Sie bis 20 zählen.

DEN ALLTAG ERLEICHTERN

Hier verbinden Sie das Üben mit einer vorgestell-
ten Tätigkeit des realen Lebens. Das wird sich im
Alltag bezahlt machen – wann immer Sie etwas
Schweres über dem Kopf bewegen: Ordner aus
dem obersten Regal holen, sich ein Kind auf die
Schultern setzen oder eben einen Koffer ins Gepäckfach hieven.

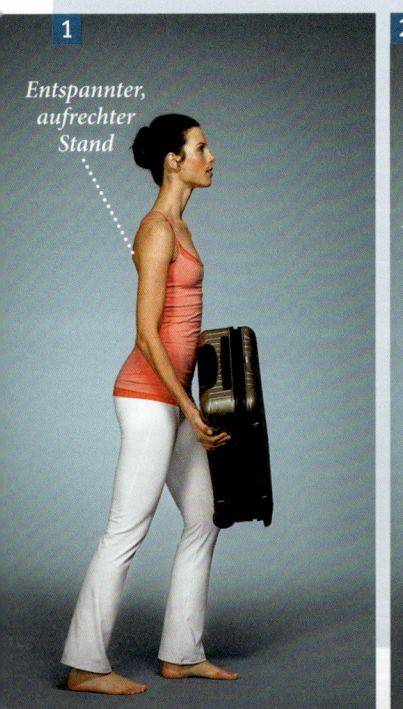

1

*Entspannter,
aufrechter
Stand*

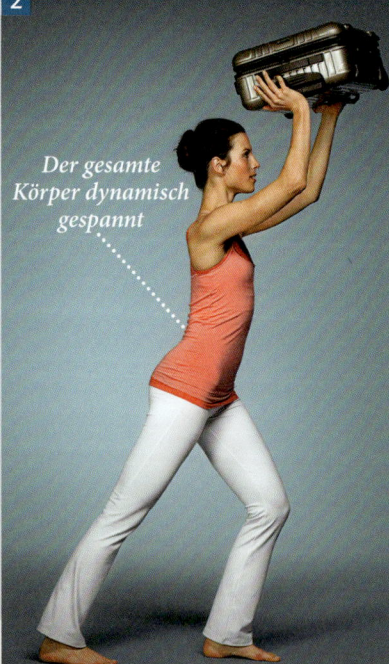

2

*Der gesamte
Körper dynamisch
gespannt*

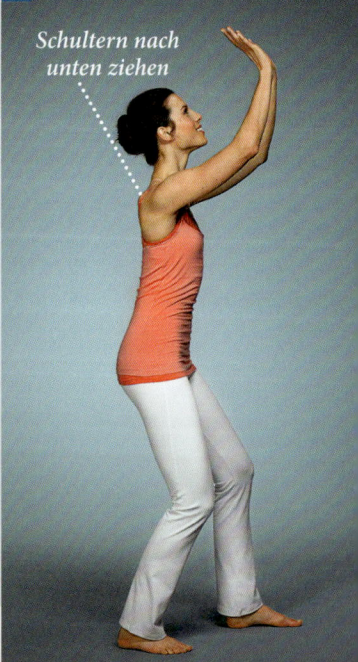

3

*Schultern nach
unten ziehen*

Wand umwerfen ● Track 23

WIRKUNG
• schult das Bewusstsein dafür, wie sich kraftvoll und körperschonend etwas schieben lässt
• stärkt den Beckenboden in Aktion

➤ Legen Sie die Handflächen in Schulterhöhe
vor sich an eine Wand und testen Sie, wie
stark Sie schieben können, wenn Sie aus-
schließlich mit den Armen drücken – vermutlich fühlt es sich auf diese Weise nicht sehr
wirksam an.

➤ Aktivieren Sie nun leicht den Beckenboden. Suchen Sie Ihre Kraftlinie, indem Sie ex-
perimentieren, in welcher Körperhaltung Sie
»aus dem Becken heraus« schieben können.
Sie werden merken, dass die Schrittstellung
vorteilhaft ist.

➤ Achten Sie darauf, kein Hohlkreuz zu machen und auch das hintere Knie ein kleines
bisschen zu beugen.

➤ Aktivieren Sie den Beckenboden kräftig mit
dem Ausatmen und drücken Sie mit zunehmen-
der Kraft gegen die Wand.　4　Halten Sie die
Spannung im Beckenboden mehrere Atemzüge
lang aufrecht. Die Schultern bleiben dabei
möglichst locker hinten unten.

➤ Mit dem nächsten Einatmen lassen Sie los
und entspannen sich.

➤ Positionieren Sie sich noch einmal neu,
diesmal mit dem anderen Bein vorn, und wiederholen Sie den Ablauf.

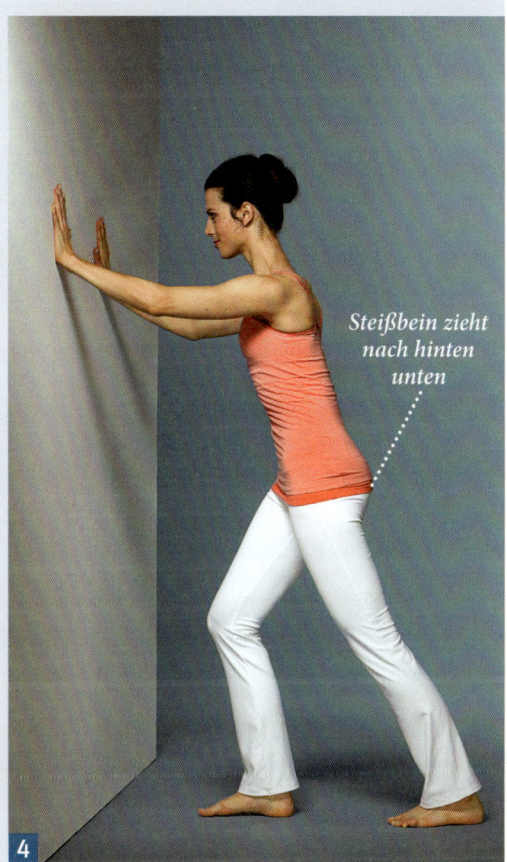

Steißbein zieht nach hinten unten

DIE EIGENE POWER SPÜREN

Wann immer Sie etwas schieben müssen, können Sie diesen Bewegungsablauf anwenden.
Die Kraftlinie bringt Ihr Becken in die optimale
Position. Genießen Sie das Gefühl, wirksam zu
sein! Es gibt dem Selbstbewusstsein einen Kick,
wenn wir merken, dass wir bestens in der Lage
sind, selbst Schweres zu bewegen.

GENUSSVOLLES KRAFT-TRAINING IM LIEGEN

Befreit von der Schwerkraft lässt sich der Beckenboden ausgezeichnet trainieren. Zugleich können Sie dabei Energie tanken, vor allem, wenn Ihnen die Balance aus Aktivität und Entspannung gelingt. Die folgenden sechs Übungen sind auch als fließende Abfolge gut geeignet.

Vorbereiten: Krokodil

● Track 12

WIRKUNG
• lockert den Rücken • vertieft die Atmung

➤ Legen Sie sich bequem hin, stellen Sie die Beine geschlossen auf und strecken Sie die Arme zur Seite. **1**

➤ Lassen Sie die Beine langsam zur rechten Seite sinken, während Sie den Kopf nach links drehen. **2**

➤ Wechseln Sie die Seite: erst Kopf und Beine zur Mitte zurück, dann Beine nach links, Kopf nach rechts.

➤ Sie können diese Übung dynamisch ausführen, indem Sie die Seiten recht flott wechseln.

➤ Um auszuruhen und loszulassen, bleiben Sie dagegen für mehrere Atemzüge auf einer Seite liegen und entspannen sich in die Dehnung. Lassen Sie Ihre Beine schwer werden und atmen Sie in den unteren Rücken hinein.

EINE WOHLTAT

Diese Übung kann das eigentliche Krafttraining ideal begleiten, denn die Spiraldrehung der Wirbelsäule macht Ihren Rücken ganz geschmeidig.

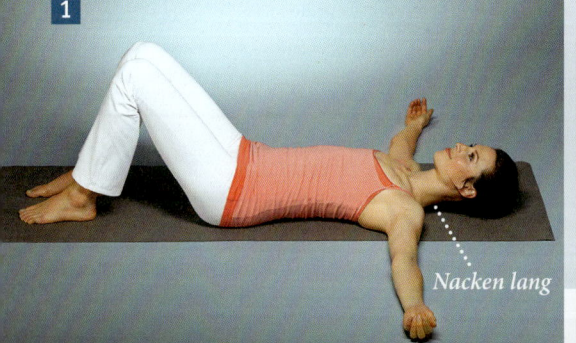

Nacken lang

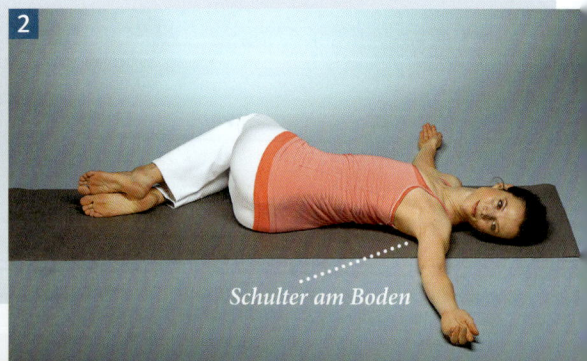

Schulter am Boden

Dehnen: Schmetterling

🔘 Track 13

WIRKUNG
• entspannt und öffnet den Beckenraum
• fördert die Durchblutung der Beckenorgane

➤ In Rückenlage mit aufgestellten Beinen lassen Sie sanft die Knie nach außen sinken und legen die Fußsohlen aneinander.

➤ Mit den Händen auf dem Unterbauch oder in den Leistenbeugen entspannen Sie sich jetzt einfach nur – das Gewicht der Beine bewirkt die Dehnung. 3

➤ Spüren Sie, wie Sie immer weiter und weicher werden, und erlauben Sie sich, noch tiefer loszulassen. Bleiben Sie in dieser Position, so lange sie Ihnen guttut. Beenden Sie die Übung, indem Sie die Beine wieder in die aufrechte Position bringen.

GENIESSEN IST PFLICHT!

Sollte die Dehnung schmerzhaft sein, legen Sie sich unbedingt Kissen unter die Knie. Leiden gehört nicht ins Programm!

TIPP

Lockern, dehnen und zur Ruhe kommen – das ist der ideale Einstieg in diese Folge am Boden. Sorgen Sie dabei auch für eine wohlige Atmosphäre und dafür, dass Sie nicht gestört werden. Ideal ist eine Matte am Boden, im Bett sollten Sie nur üben, wenn es nicht zu weich ist.

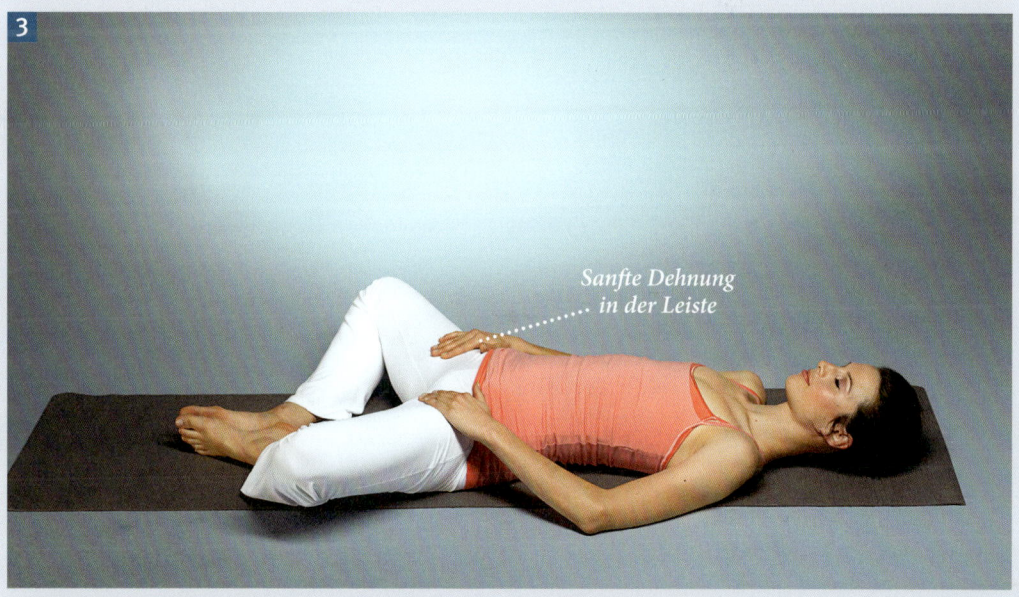

3

Sanfte Dehnung
... in der Leiste

Aktivieren: Kleine Brücke

◉ Track 14

WIRKUNG
• trainiert den Beckenboden kraftvoll • ermöglicht einen anregenden Wechsel zwischen vollständiger Aktivierung und wohltuender Entspannung

➤ Sie liegen entspannt auf dem Rücken und stellen die Beine hüftbreit parallel auf. Die Arme liegen seitlich neben dem Körper. Der Nacken ist lang.

➤ Gehen Sie beim Einatmen ganz leicht ins Hohlkreuz. 1

➤ Aktivieren Sie mit dem Ausatmen den Beckenboden und drücken Sie mit der Kraft aus dem Becken den Rücken in den Boden. Dabei wächst der Scheitel nach oben, das Steißbein zieht den Rücken lang. 2

➤ Lassen Sie die Spannung mit dem Einatmen los und gehen Sie wieder ganz leicht ins Hohlkreuz.

➤ Wiederholen Sie dies 10- bis 20-mal, stark und trotzdem sanft.

AUS DER RUHE KOMMT DIE KRAFT

Erlauben Sie es sich, zwischen den Anspannungsphasen in dieser Übung immer wieder vollständig loszulassen und die Entspannung bewusst wahrzunehmen. Finden Sie den Rhythmus, der Ihnen guttut und respektieren Sie Ihre Grenzen. Zu viel Ehrgeiz bringt Sie nicht weiter, denn wenn Ihr Beckenboden die Kraft einfach noch nicht hat, überfordern Sie ihn bloß. Außerdem könnten Sie dann die falschen Muskeln anspannen. Gehen Sie gelassen an Ihr Training heran, dann spüren Sie bald Erfolge, die wie von allein zu kommen scheinen.

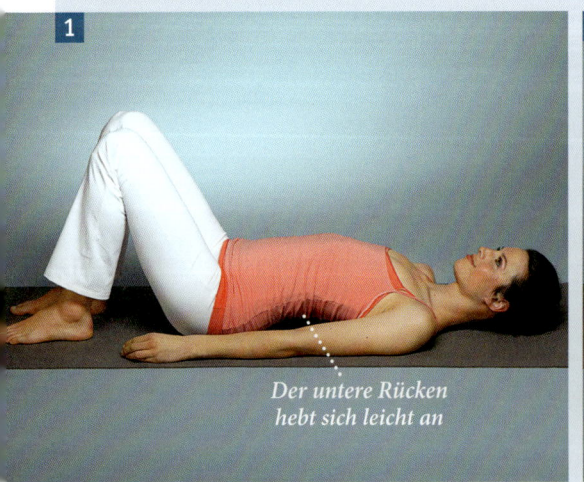

1

Der untere Rücken hebt sich leicht an

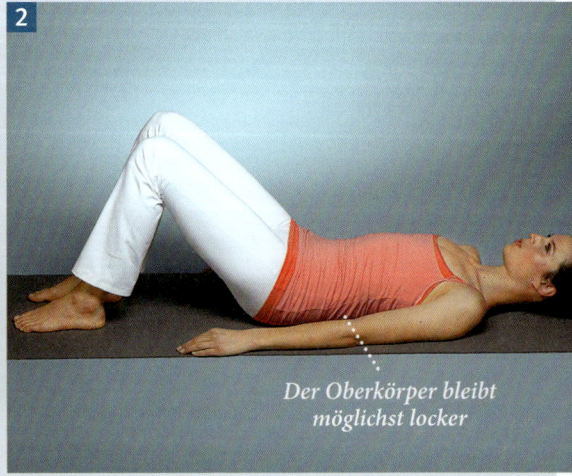

2

Der Oberkörper bleibt möglichst locker

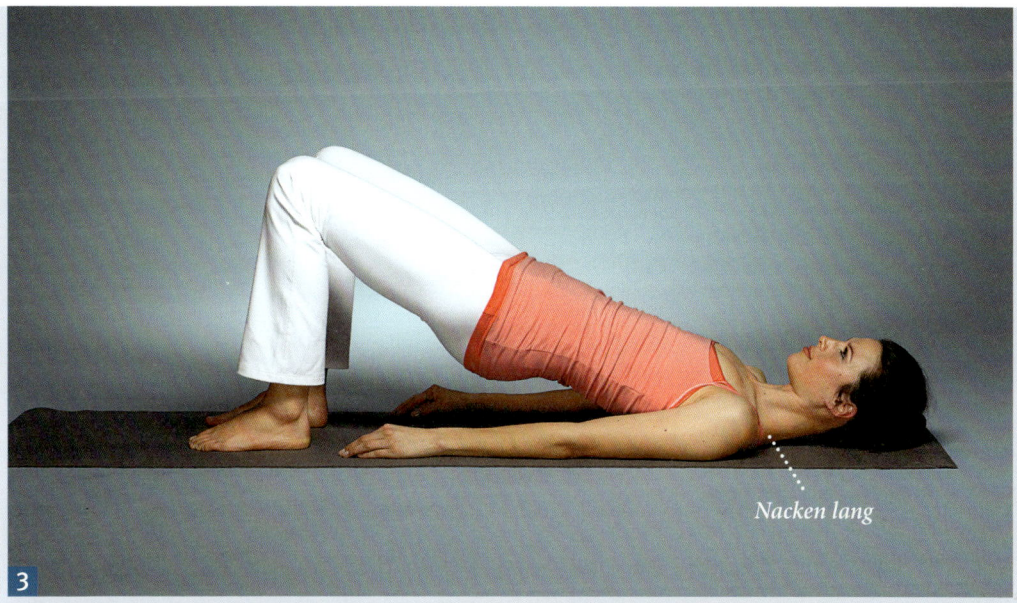

Nacken lang

3

Aktivieren: Hebebühne

🔘 Track 15

WIRKUNG
• diese Form der Entlastung des Beckenbodens ermöglicht zugleich eine besonders kraftvolle Aktivierung • empfehlenswert bei jeder Art von Organsenkung

➤ Nehmen Sie die gleiche Ausgangsposition wie eben bei der kleinen Brücke ein.

➤ Stellen Sie sich ein Säckchen Getreide auf Ihrem Unterbauch vor. Atmen Sie in den Bauch ein. Mit dem Ausatmen aktivieren Sie Ihren Beckenboden und drücken das Gewicht hoch, bis Ihr Körper von den Knien bis zur Schulter eine gerade Linie bildet. 3

➤ Jetzt nimmt Ihnen jemand das imaginäre Gewicht ab. Einatmend legen Sie Ihr Becken langsam wieder ab und entspannen sich.

➤ Wiederholen Sie die Bewegung, sobald Sie den Impuls verspüren, 5- bis 10-mal insgesamt.

➤ Halten Sie das Becken dann mehrere Atemzüge lang oben. Der Beckenboden bleibt angespannt.

➤ Senken Sie das Becken ab und bleiben Sie einige Atemzüge lang liegen. Entspannen Sie. Lassen Sie die verbliebene Spannung vollständig zum Boden abfließen. Spüren Sie in Ihr Becken hinein und genießen Sie das Loslassen.

KRAFT UND LEICHTIGKEIT

Auch bei dieser Kraftübung gilt: Selbst wenn die Anspannung im Becken hoch ist, der Oberkörper sollte sich leicht und frei anfühlen. Das ist die Garantie dafür, dass Sie es richtig machen.

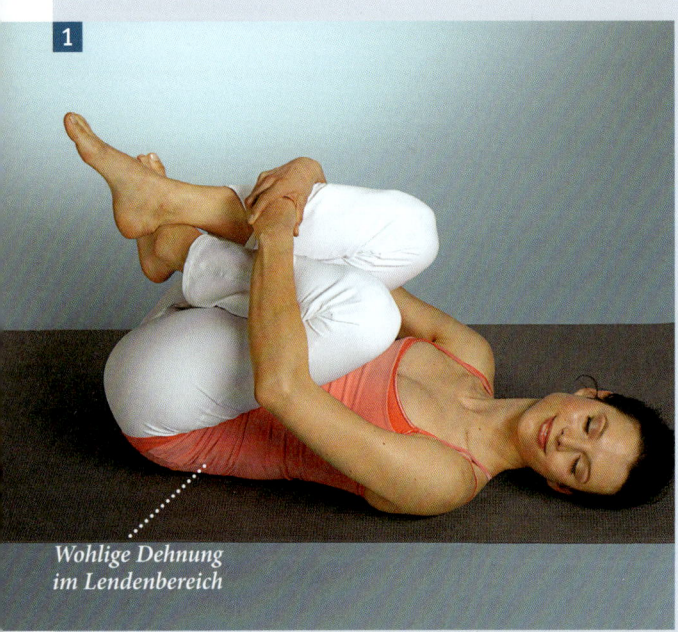

*Wohlige Dehnung
im Lendenbereich*

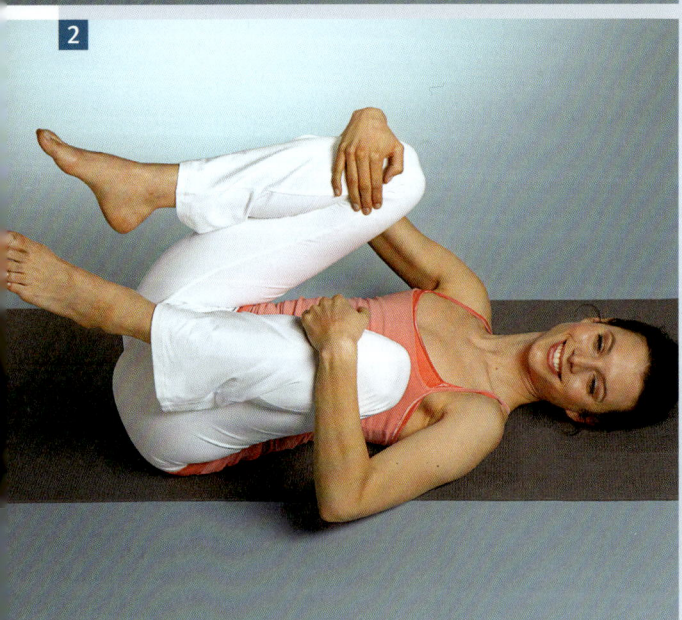

Ausgleichen: Rücken-kuschelei ● Track 16

WIRKUNG
• entspannt den Körper lustvoll

➤ Ziehen Sie in Rückenlage die Beine an den Körper und umfassen Sie sie – zusammen oder einzeln – mit beiden Händen. 1

➤ Schaukeln Sie, wippen Sie mit den Beinen – zur Seite, auf und ab, lassen Sie sie kreisen, beide in die gleiche oder in unterschiedliche Richtungen, ganz wie es Ihnen guttut. Massieren Sie sich auf diese Weise selbst den Rücken. 2

AUSGLEICHSBEWEGUNGEN

Spüren Sie aufmerksam in Ihren Körper hinein, er weiß ganz genau, was er braucht. Fragen Sie sich, was Ihnen jetzt noch angenehmer sein könnte – und tun Sie es ausgiebig. Auch wenn Sie das Gefühl haben, nur faul herumzuliegen – Sie können sicher sein, die wohltuenden Bewegungen dienen aktiv Ihrer Gesundheit. Außerdem taucht der nächste sinnvolle Impuls, etwas tun zu wollen, ganz von selbst auf, wenn Sie sich den passenden Ausgleich lustvoll gönnen.

Ausgleichen: Gähnen, Strecken, Räkeln

WIRKUNG
• sorgt für tiefes Wohlgefühl

➤ Im Stand strecken Sie die Hände über den Kopf, fassen eine Hand mit der anderen und ziehen sie genüsslich lang. 3

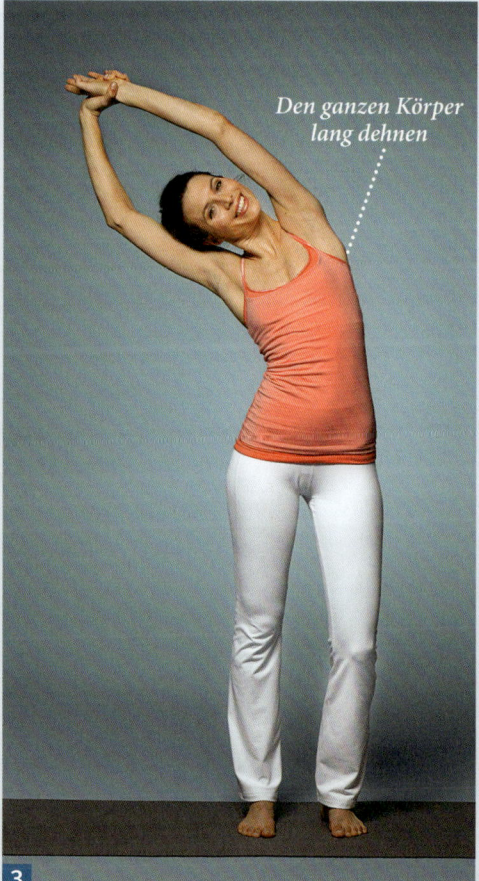

*Den ganzen Körper
lang dehnen*

3

➤ Lassen Sie sich auf alle viere nieder. Spielen Sie Katze: lustvoll dehnend die Arme nach vorn strecken oder die Beine nach hinten, jeweils einzeln oder auch zusammen. 4 Genießen Sie es.

➤ Legen Sie sich auf den Rücken und strecken Sie Arme und Beine einzeln, als ob Sie fünf Zentimeter wachsen wollten.

➤ Gähnen Sie nach Herzenslust, bis Sie Tränen in den Augen haben. Stöhnen und brummen Sie wohlig beim Ausatmen und lassen Sie es sich richtig gut gehen.

WOHLFÜHLEN KANN MAN LERNEN

Gähnen, Strecken, Räkeln, urige Geräusche machen – in vielen Situationen ist das unpassend und deshalb gewöhnen wir es uns ab. Doch unserem Körper tun diese ausgleichenden Bewegungen außerordentlich gut, um wieder in Harmonie zu kommen. Vergessen Sie nie: Genießen macht uns erst richtig leistungsfähig. Sagen Sie das auch Ihrem »inneren Antreiber«, wenn er wieder mal unzufrieden mit Ihnen ist.

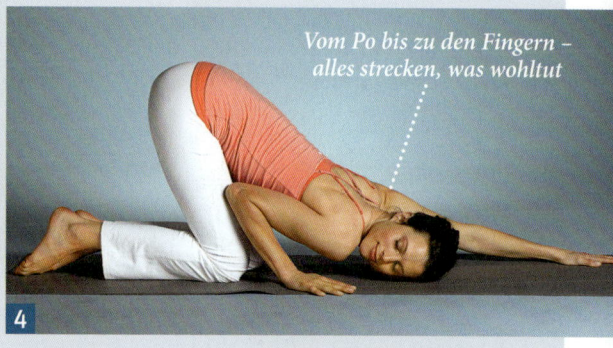

*Vom Po bis zu den Fingern –
alles strecken, was wohltut*

4

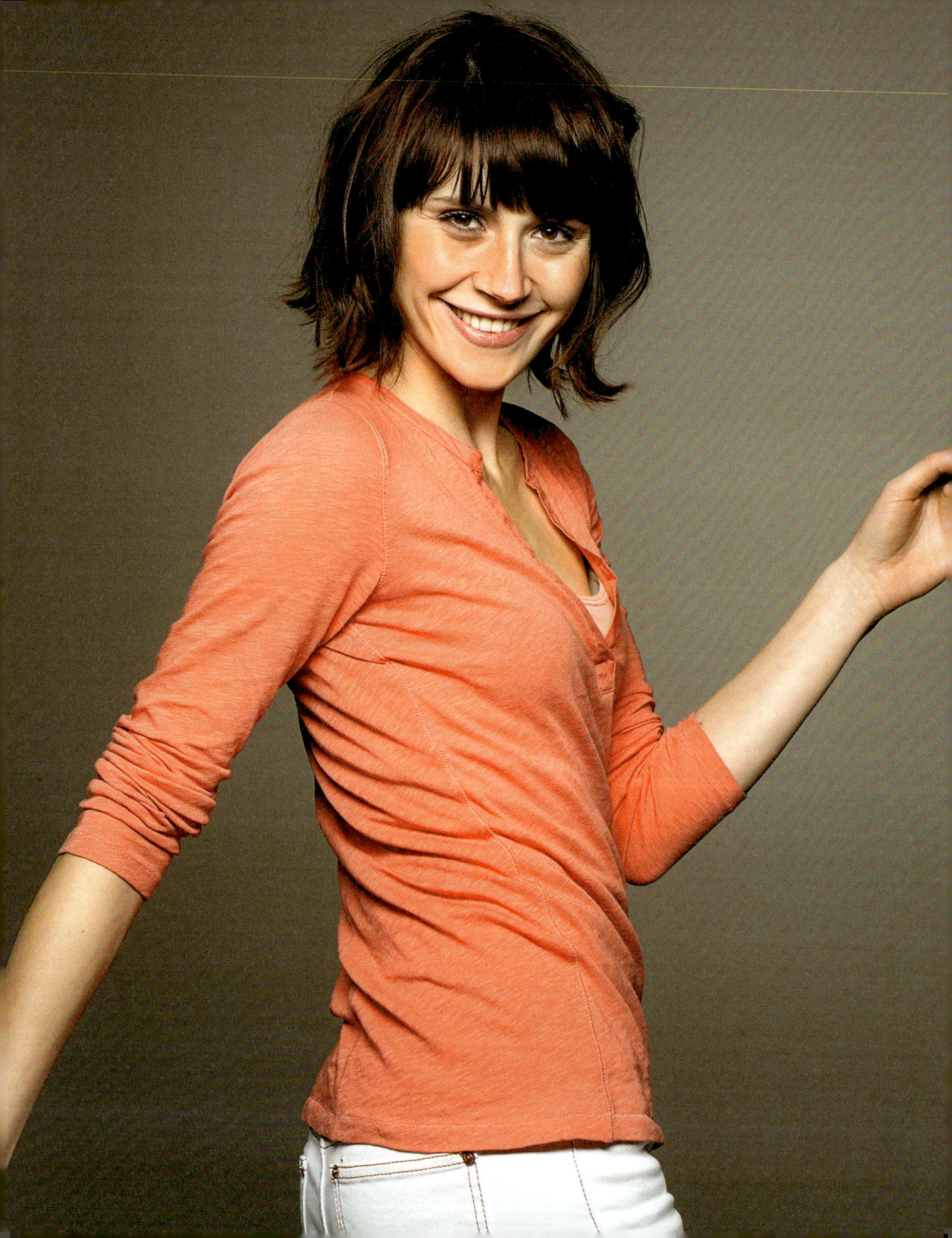

ÜBEN, WO SIE GEHEN UND STEHEN

Sie haben ein Gefühl für Ihren aktiven Beckenboden bekommen? Wunderbar! Dann sollten Sie jetzt lernen, wie er Ihnen Ihr tägliches Leben leichter machen kann. Sie werden staunen, wie viele Möglichkeiten es gibt, Ihren Beckenboden ganz nebenbei zu kräftigen. Das Beste daran: Sie brauchen keine Extra-Zeit mehr zu investieren, denn Treppensteigen, Tütenschleppen oder Trainieren im Fitnessstudio werden zum selbstverständlichen Übungsfeld. Und schließlich entfällt sogar dieses Training: Der Einsatz Ihres Beckenbodens wird wieder zu einem ganz natürlichen Reflex.

GESCHMEIDIGE BEWEGUNGEN

Für einen spontan reagierenden aktiven Beckenboden ist eine harmonische Körperkoordination nötig. Sie bezieht auch Rumpf, Arme und Beine natürlich mit ein. Mit den folgenden Übungen machen Sie sich mit genau diesen funktionell günstigen Bewegungen vertraut.

Hüftrollen ● Track 26

WIRKUNG
• bringt die Hüften in Bewegung • entstaut und massiert die Lendenwirbelsäule • lockert den Rücken, wenn Sie zu viel sitzen mussten

➤ Halten Sie sich im Stehen irgendwo fest – zum Beispiel an beiden Klinken einer geöffneten Tür. Oberkörper, Schultern und Arme sind ganz entspannt.

➤ Gehen Sie auf die Zehenspitzen. Die Knie sind leicht gebeugt, sie werden während der Übung niemals durchgestreckt. Die Fersen bleiben in der Luft.

➤ Aktivieren Sie den Beckenboden leicht und rollen Sie die rechte Hüfte nach hinten und unten. Die linke Hüfte kommt dabei automatisch etwas nach vorn oben. `1`

➤ Rollen Sie nun die linke Hüfte nach hinten unten. `2`

➤ Kommen Sie in einen Rhythmus, der sich wie lockeres Gehen anfühlt. Geben Sie immer, wenn sich eine Hüfte nach unten, die

andere nach oben bewegt, mit dem Beckenboden einen kleinen Impuls. Dazwischen gibt er dann von selbst ein wenig nach, aber eine Grundspannung bleibt.

➤ Spüren Sie, wie Ihre Hüften wie zwei Schwungräder gegenläufig, aber beide nach hinten kreisen.

➤ Bleiben Sie groß wie eine Königin – das gedachte Fädchen am hinteren Scheitel zieht Sie nach oben.

➤ Finden Sie in eine weiche, gleichmäßige und angenehme Bewegung und kreisen Sie, so lange es Ihnen guttut.

ZURÜCK ZU NATÜRLICHEN BEWEGUNGEN

Was den Gang naturnah lebender Menschen so anmutig macht, ist eine weiche Drehung der Hüfte. Das ist kein Po-Wackeln, sondern die natürliche Spiralbewegung des gesamten Körpers. Haben Sie einfach ein wenig Geduld mit sich, denn in diese geschmeidigen Bewegungen müssen wir »Zivilisationsgeschädigten« erst wieder hineinfinden.

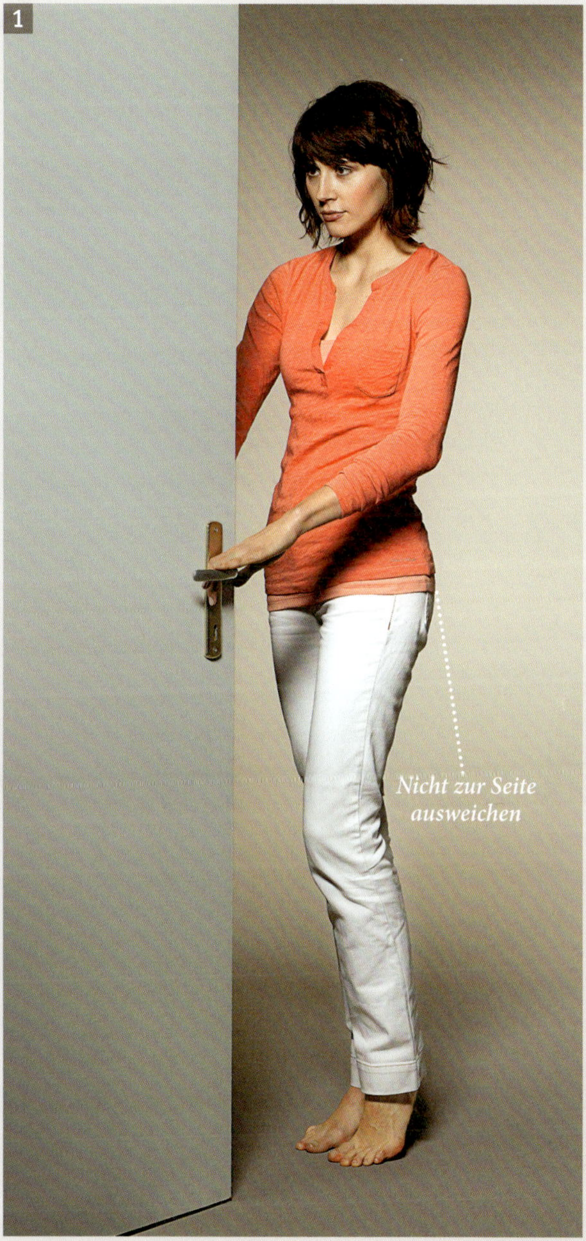

1

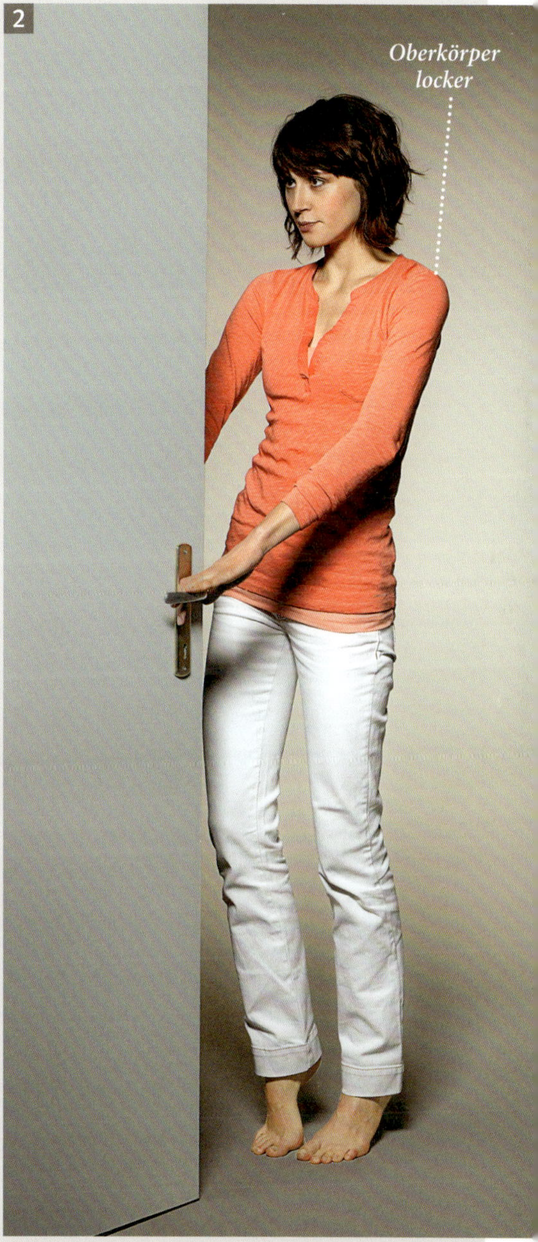

2

Oberkörper locker

Nicht zur Seite ausweichen

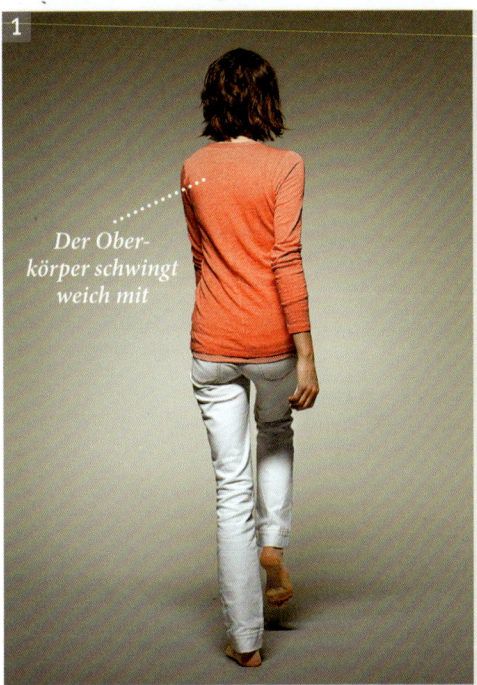

Der Ober-körper schwingt weich mit

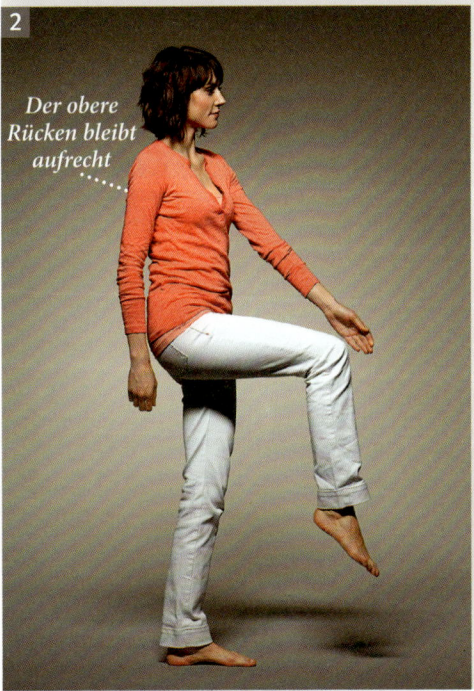

Der obere Rücken bleibt aufrecht

Kreuzgang ● Track 25

WIRKUNG
• macht den Gang auf natürliche Weise elegant

➤ Nehmen Sie eine lockere Haltung im Stehen ein: Beine etwa hüftbreit auseinander, Knie leicht gebeugt, die Schultern sinken entspannt nach hinten unten.

➤ Ihr Scheitel strebt dem Himmel entgegen, das Steißbein zieht mit einer leichten Aktivierung des Beckenbodens ein wenig nach vorn unten.

➤ Aus dieser Grundhaltung bewegen Sie nun immer abwechselnd die linke Hand zum rechten Knie 1 2 und umgekehrt, indem Sie den Rücken diagonal »verdrehen«. Sie können sich dabei vorstellen, dass Sie eine schräge Pulloverfalte erzeugen wollen – mal von der linken Hüfte zur rechten Schulter, dann umgekehrt. Achten Sie darauf, nicht nur die Schultern nach vorn zu bringen, sondern die jeweilige Seite des oberen Rückens.

➤ Kommen Sie in ein langsames Schritttempo – und schwingen Sie jetzt Ihre Arme und Beine gerade nach vorn. Gleichzeitig beobachten Sie aufmerksam Ihren Rücken und behalten hier die Diagonalbewegung bei. Genießen Sie die Dehnung, die durch die Drehung entsteht.

WEIBLICHER GANG

Nein, das ist nicht der Gang der Models auf dem Laufsteg, auch wenn die Überkreuzbewegung daran erinnert. Ist sie einmal in Fleisch und Blut übergegangen, wirkt sie unauffällig, aber zugleich auch sehr elegant.

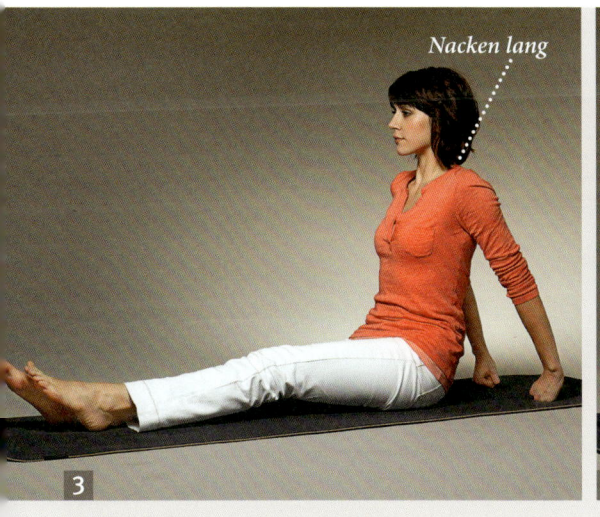

Nacken lang

3

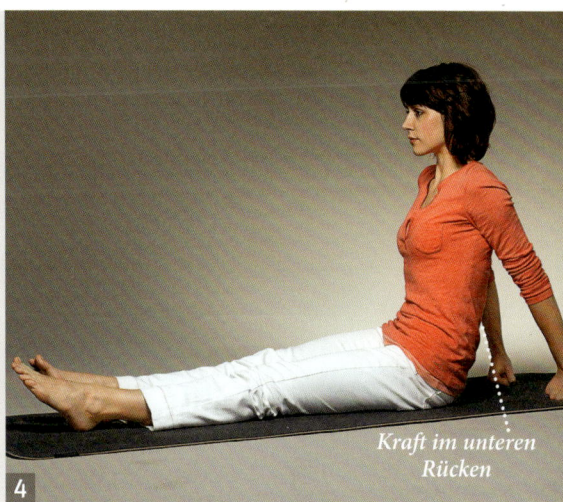

Kraft im unteren Rücken

4

Popo-Walk ● Track 24

WIRKUNG

• sorgt für einen strammen Beckenboden, einen knackigen Po und ansprechend geschmeidige Hüftbewegungen

➤ Sie sitzen aufrecht am Boden, die Beine ausgestreckt, die Hände seitlich hinter den Pobacken, um Oberkörper und Becken in ihrer geraden Position zu unterstützen. **3**

➤ Aktivieren Sie kraftvoll den Beckenboden, während Sie das rechte Bein vom Sitzhöcker her leicht anheben und nach hinten ziehen. Die Ferse bleibt am Boden und rutscht mit, das Knie hebt sich ein kleines bisschen an. **4**

➤ Bringen Sie gleichzeitig die linke Seite des Rückens nach vorn, die rechte nach hinten. Die Arme stabilisieren weiterhin den Oberkörper, der sich drehen, aber weder nach rechts oder links ausweichen noch sich runden soll.

➤ Wiederholen Sie diese Bewegung 5- bis 10-mal, bis sich die Überkreuzkoordination auf dieser Seite weich und harmonisch anfühlt. Dann wechseln Sie die Seite und ziehen das linke Bein nach hinten, während der Oberkörper rechts nach vorn dreht. Auch hier 5 bis 10 Wiederholungen.

➤ Üben Sie dann abwechselnd zu beiden Seiten, bis sich die Bewegungen selbstverständlich anfühlen. Sie »wandern« dabei rückwärts auf Ihrer Matte.

HALTUNG BEWAHREN

Achten Sie darauf, schön groß und aufrecht zu bleiben und nicht zur Seite zu schwanken – dann stärkt diese Übung auch noch besonders gut Ihre gesamte Rücken- und Bauchmuskulatur.

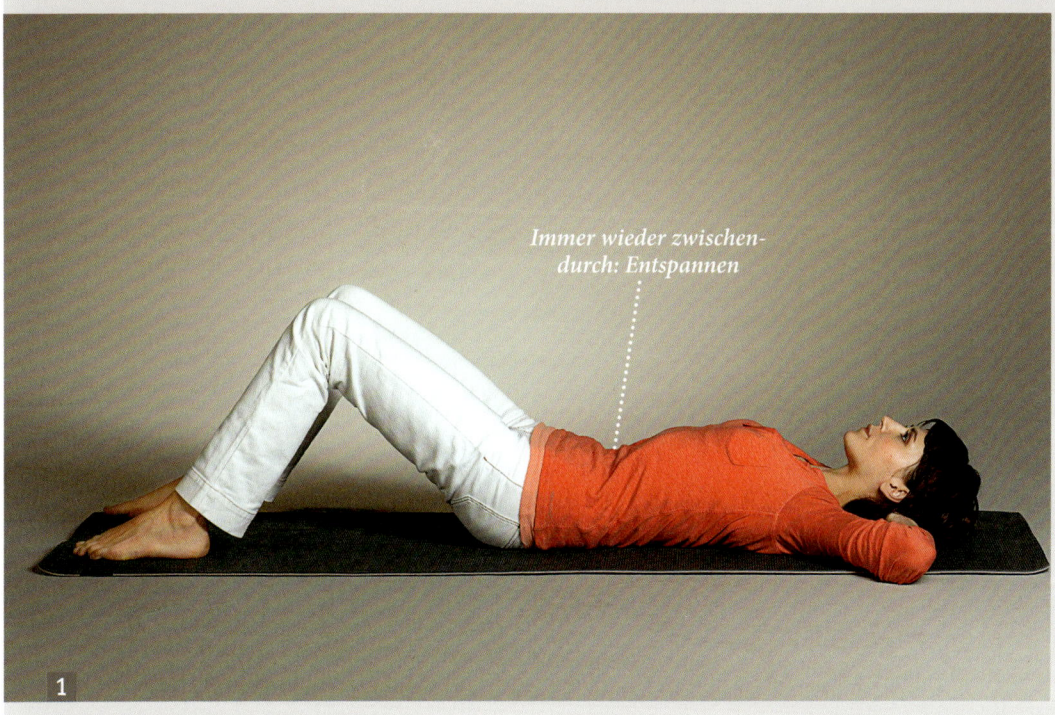

Immer wieder zwischen-durch: Entspannen

1

Schräger Kniekuss ● Track 17

WIRKUNG
• kräftigt die schräge Bauchmuskulatur
• übt ein, den Beckenboden bei hoher
Bauchspannung zu schützen

➤ Legen Sie sich auf den Rücken und ver-schränken Sie die Hände im Nacken. Die Beine sind ausgestreckt oder aufgestellt. 1

➤ Beginnen Sie jetzt damit, den Beckenbo-den leicht zu aktivieren. Lassen Sie den Rü-cken lang werden, indem Sie den Nacken dehnen und den unteren Rücken auf den Boden bringen.

➤ Aktivieren Sie nun, während Sie lange ausatmen, kräftig den Beckenboden. Brin-gen Sie den rechten Ellbogen zum linken Knie, während der linke Ellbogen und das rechte Bein am Boden bleiben. 2

➤ Es ist bei dieser Übung kein Problem, wenn Sie Ellbogen und Knie nicht zusam-menbringen – das Entscheidende ist, dass Sie sie aufeinander zubewegen.

➤ Kehren Sie in die Ausgangsstellung zu-rück, entspannen Sie sich und atmen Sie dann für einen schrägen Kniekuss zur ande-ren Seite ein.

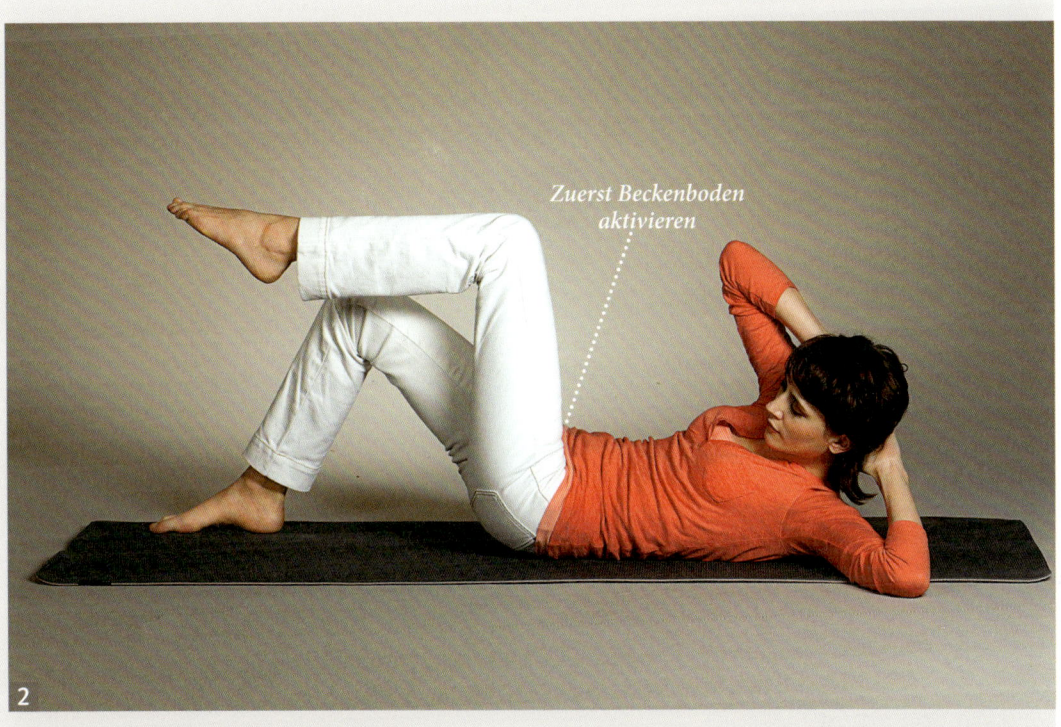

Zuerst Beckenboden aktivieren

2

➤ Wechseln Sie immer wieder die Seite und achten Sie auf die für Sie richtige Geschwindigkeit und Dauer der Übung. 10 Wiederholungen, langsam und aufmerksam ausgeführt, mit gleichmäßigen Pausen dazwischen, das wäre ideal.

NICHT GANZ EINFACH, ABER WICHTIG

Den Beckenboden unter Spannung halten, während sich der Rücken rundet. Es lohnt sich, das zu üben, damit Sie dem Druck nach unten etwas entgegensetzen können – im Alltag und im Bauchmuskeltraining.

LOCKER BLEIBEN

Sollten Sie merken, dass Sie sich übermäßig anstrengen oder gar verkrampfen, dann gönnen Sie sich zuerst eine kleine Pause, seufzen wohlig und lassen alle Spannung zur Erde abfließen. Beginnen Sie dann von Neuem: ganz konzentriert die Spannung im Beckenboden aufbauen und damit stark und locker Ellenbogen und Knie aufeinander zubewegen.

Kraulen auf dem Trockenen

⏺ Track 18

WIRKUNG
• verbindet den aktiven Beckenboden kraftvoll mit der gesamten Rumpfmuskulatur

➤ Legen Sie sich auf den Bauch, die Beine hüftbreit auseinander, die Arme parallel nach vorn gestreckt, die Stirn am Boden 1 oder auf ein zusammengerolltes Handtuch gebettet.

➤ Spüren Sie der diagonalen Linie nach, die von den Fingerspitzen der linken Hand bis zu den Zehenspitzen des rechten Fußes verläuft.

➤ Aktivieren Sie mit dem Ausatmen den Beckenboden, lassen Sie die Kraft aus dem Becken sich ins rechte Bein und den linken Arm ausdehnen.

➤ Heben Sie jetzt mit dieser Kraft Arm und Bein wenige Zentimeter an. 2 Halten Sie sie von Ihrer Mitte aus einige Augenblicke in der Luft und dehnen Sie sich entlang dieser Linie aus, so weit Sie können.

➤ Arm und Bein senken, dann einatmen. Wechseln Sie zur anderen Seite.

➤ Sie können diese Übung rhythmisch ausführen – mit der Ausatmung heben, mit der Einatmung loslassen – oder die Spannung über einige Atemzüge hinweg halten.

GERADER UNTERER RÜCKEN

Achten Sie besonders darauf, nicht ins Hohlkreuz zu gehen. Ziehen Sie im Zweifelsfall Ihr Steißbein kraftvoll Richtung Bauchnabel, damit Ihre Lendenwirbelsäule gerade und stabil bleibt.

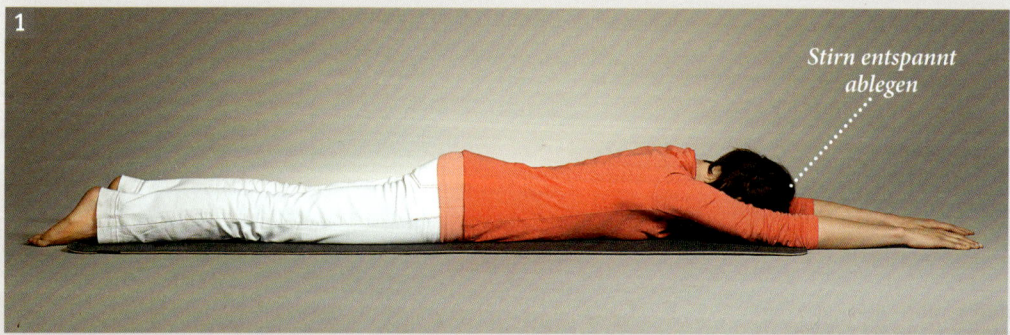

1

Stirn entspannt ablegen

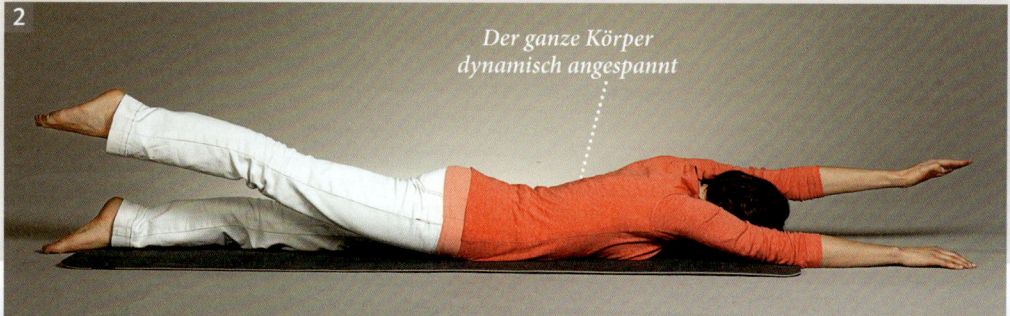

2

Der ganze Körper dynamisch angespannt

Auf allen Zweien
🔘 Track 19

WIRKUNG
• stabilisiert aus dem Beckenboden heraus • schult das Gleichgewicht • sorgt für ruhige, sichere Bewegungen

➤ Kommen Sie in den Vierfüßlerstand. Arme und Beine sind etwa hüft- beziehungsweise schulterbreit auseinander, die Hände sind minimal einwärts gedreht aufgestellt, die Ellbogengelenke leicht gebeugt. 3

➤ Beim Ausatmen aktivieren Sie erst kräftig den Beckenboden in allen drei Schichten und heben danach den linken Arm und das rechte Bein. 4

➤ Strecken Sie sich in dieser Diagonalen aus, als wollten Sie vorn und hinten entfernte Wände berühren.

➤ Kehren Sie in die Ausgangsstellung zurück, während Sie einatmen und den Beckenboden entspannen. Üben Sie abwechselnd auch zur anderen Seite.

➤ Sie können die Übung intensivieren, indem Sie Ihren Beckenboden mehrere Atemzüge lang unter gleichmäßig hoher Spannung halten und die Arme und Beine dabei ganz langsam bewegen: kreisen oder anwinkeln und wieder ausstrecken. Achten Sie darauf, im Rumpf fest zu bleiben.

SPÜREN SIE DEN UNTERSCHIED
Probieren Sie die Übung einmal mit und einmal ohne Einsatz des Beckenbodens – damit Sie deutlich spüren, wie der aktivierte Beckenboden Ihre Balance verbessert.

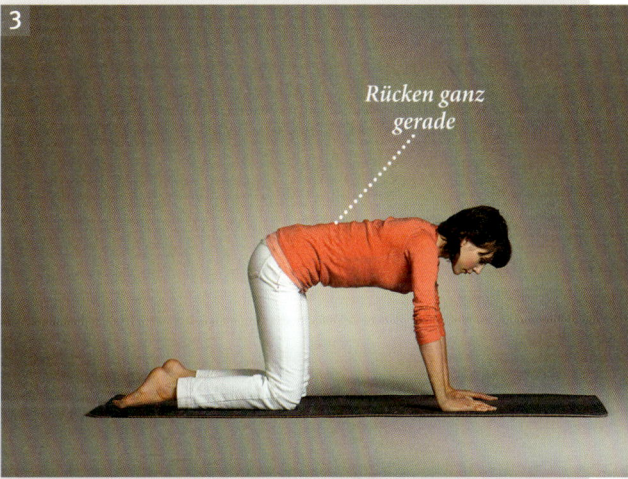
Rücken ganz gerade

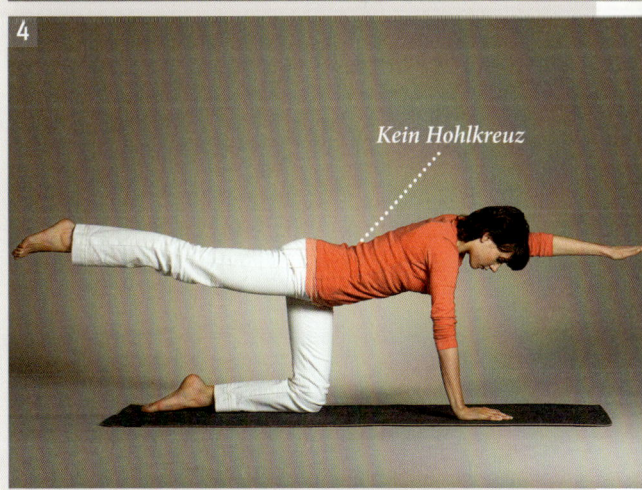
Kein Hohlkreuz

DER ALLTAG IST DIE BESTE ÜBUNG

Das tägliche Leben bietet ungezählte Möglichkeiten, den Beckenboden zu trainieren. Das heißt nicht, dass Sie ihn bei allen möglichen Gelegenheiten zusammenkneifen sollten. Setzen Sie ihn vielmehr aktiv dazu ein, Ihnen die Arbeit zu erleichtern. Das bedeutet Körperspannung, mal mehr, mal weniger, je nach Situation.

Vom Stuhl aufstehen ● Track 9

WIRKUNG
• bringt die optimale Körperspannung – ideal im Büro • sorgt für eine leichte, lockere und elegante Art, sich von einem Stuhl zu erheben

➤ Setzen Sie sich auf die vordere Hälfte des Stuhls und ziehen Sie einen Fuß etwas heran, sodass Sie in Schrittstellung sind. Halten Sie den Rücken schön gerade. Ein gedachter Faden am hinteren Ende des Scheitels richtet Sie nach oben aus.

➤ Neigen Sie sich jetzt leicht nach vorn, Oberkörper und Becken in einer Linie. `1`

➤ Ziehen Sie das Steißbein nach unten vorn, aktivieren Sie sanft den Beckenboden und spüren Sie die Kraft im Rücken. Geben Sie sich mit einer kräftigen, schnellen Beckenbodenaktivierung einen Impuls, der Sie – ohne Schwung – nach oben bringt. Es darf sich anfühlen, als gehe es von selbst. `2`

➤ Üben Sie nun den Reflex ein: wieder hinsetzen, vorbereiten. Geben Sie sich den Schubs mit dem Beckenboden, so als wollten Sie aufstehen. Bevor Sie aber die Stuhlfläche verlassen, kehren Sie in die Ausgangsposition zurück. 10- bis 20-mal wiederholen.

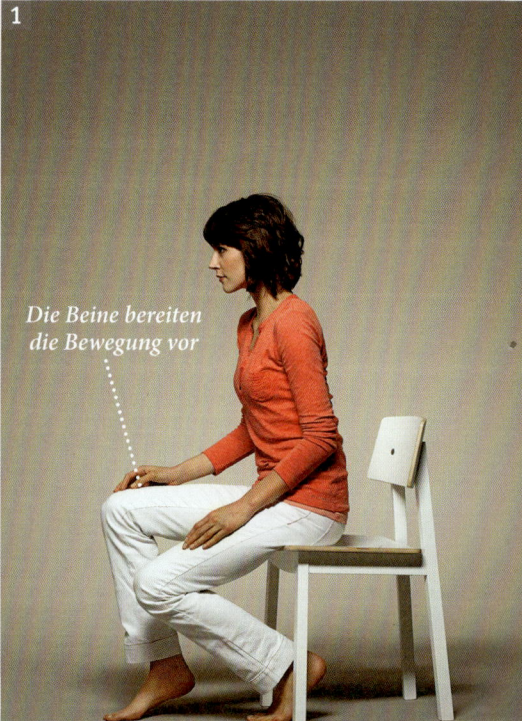

1

Die Beine bereiten die Bewegung vor

Hinsetzen ● Track 9

WIRKUNG
• übt ein, den Beckenboden vor Bauchraumdruck insbesondere durch Erschütterungen
zu schützen

➤ Neigen Sie im Stehen den Oberkörper
leicht nach vorn, aktivieren Sie dabei sanft
den Beckenboden.

➤ Stellen Sie sich vor, Ihr Steißbein ziehe Sie
zur Sitzfläche hin. 3 Sie landen ganz ohne
»Plumps« auf dem Stuhl und werden merken:
Wenn man sich so anmutig spannungsvoll
hinsetzt, wirkt man automatisch frisch und
munter – und fühlt sich auch so.

AUCH IM ALLTAG

Diese Übungen sind vor allem eine Vorbereitung für Ihr tägliches Leben. Meist ist man
da allerdings schon aufgestanden oder mit
einem Plumps gelandet, bevor man an den
Beckenboden denkt – deshalb bringen Sie
am besten einen Klebepunkt am PC an oder
an der jeweiligen Stelle, die Sie genau dort
im Blick haben, wo Sie oft aufstehen und
sich hinsetzen. Sie werden merken: Bald
sind Ihnen diese anmutigeren Bewegungen
so vertraut, dass Sie sie ganz automatisch
einsetzen.

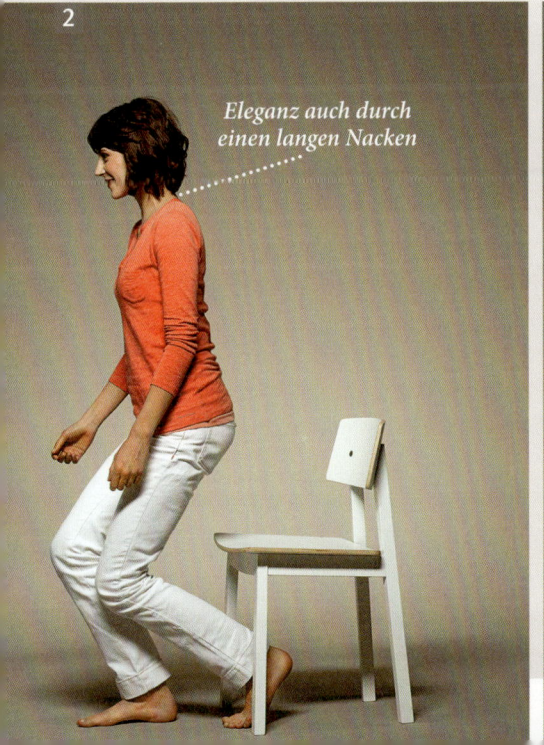

2

*Eleganz auch durch
einen langen Nacken*

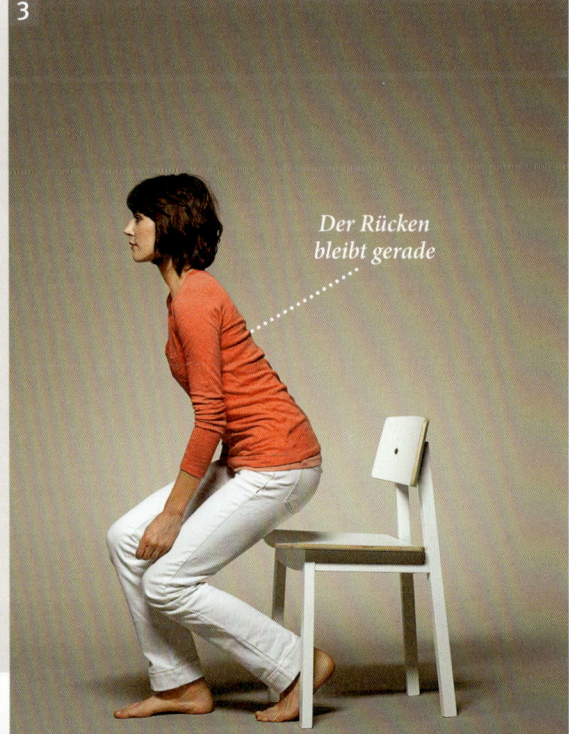

3

*Der Rücken
bleibt gerade*

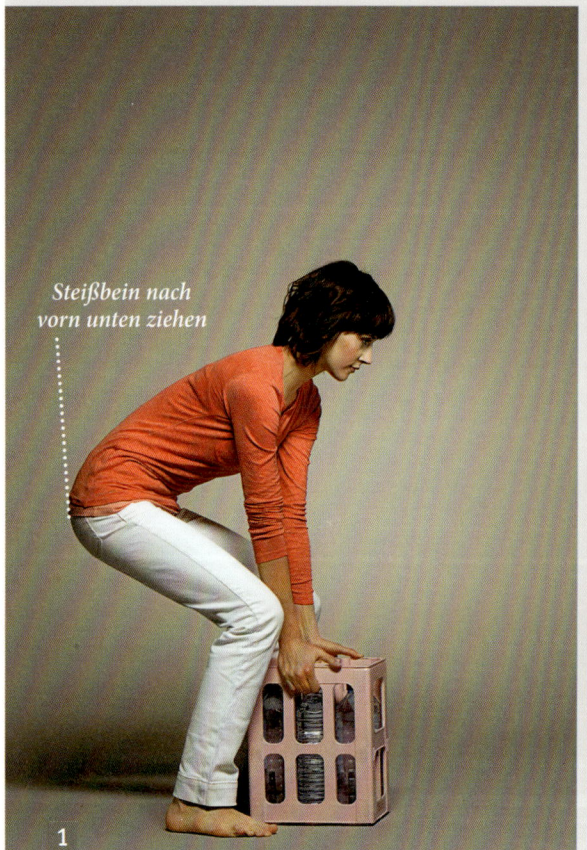

Steißbein nach vorn unten ziehen

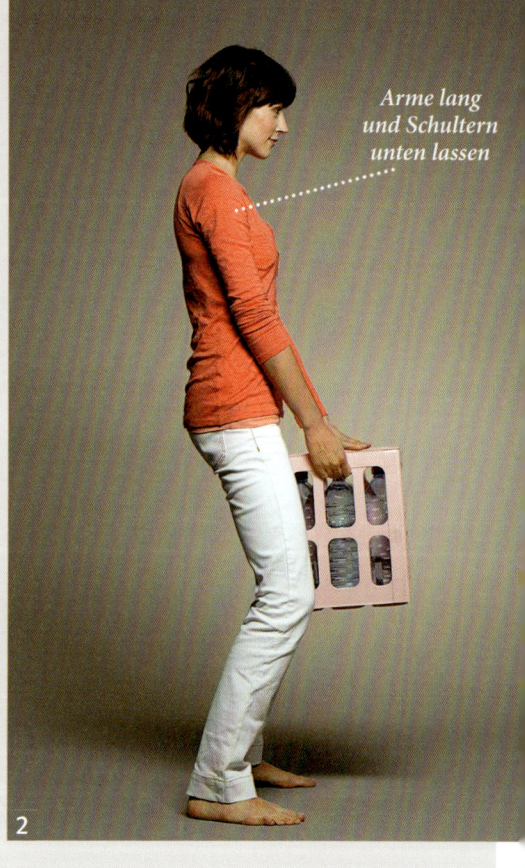

Arme lang und Schultern unten lassen

Richtig heben ● Track 22

WIRKUNG
• schult die Fähigkeit, Gegenstände und Gewichte mit Leichtigkeit und zudem körperschonend anzuheben

➤ Üben Sie am besten mit einem schmalen Wasserkasten, dann können Sie über das Herausnehmen von Flaschen das Gewicht genau festlegen.

➤ Stellen Sie sich breitbeinig über den Kasten und machen Sie den Rücken lang.

➤ Gehen Sie mit geradem Rücken in die Knie und fassen Sie das Gewicht mit gestreckten Armen. Beugen Sie sich leicht nach vorn, machen Sie dabei weder ein Hohlkreuz noch einen Rundrücken. 1

➤ Aktivieren Sie den Beckenboden und beginnen Sie auszuatmen, bevor Sie den Kas-

ten nah am Körper in einer fließenden Bewegung hochheben. **2** »Reißen« Sie ihn nicht in
die Höhe, das tut dem Rücken gar nicht gut. Am
besten verbinden Sie das Gewicht in Ihrer Vorstellung mit Ihrem Unterbauch.

➤ Tragen Sie den Kasten ein Stück, dabei nicht
die Luft anhalten, sondern gleichmäßig weiter-
atmen. Der Beckenboden bleibt unter Spannung.

➤ Entspannen Sie den Beckenboden erst
wieder, wenn Sie das Gewicht in der gleichen
Haltung wie zuvor abgesetzt haben – mit geradem Rücken und indem Sie breitbeinig in
die Knie gehen.

EINE KLARE REGEL

Im Alltag sind Familieneinkauf und Gartenarbeit
gute Gelegenheiten, ans rücken- und beckenboden-
freundliche Heben zu denken. Und alle Mütter und
Omas sollten beim Hochnehmen ihrer lieben Kleinen daran denken, dass diese ganz schön schwer
sind. Wenn Sie etwas heben und tragen und den
Beckenboden dabei angespannt lassen können, ist
das gut – es trainiert ihn. Alles, was den Beckenboden nachgeben lässt, ist zu schwer und schadet.

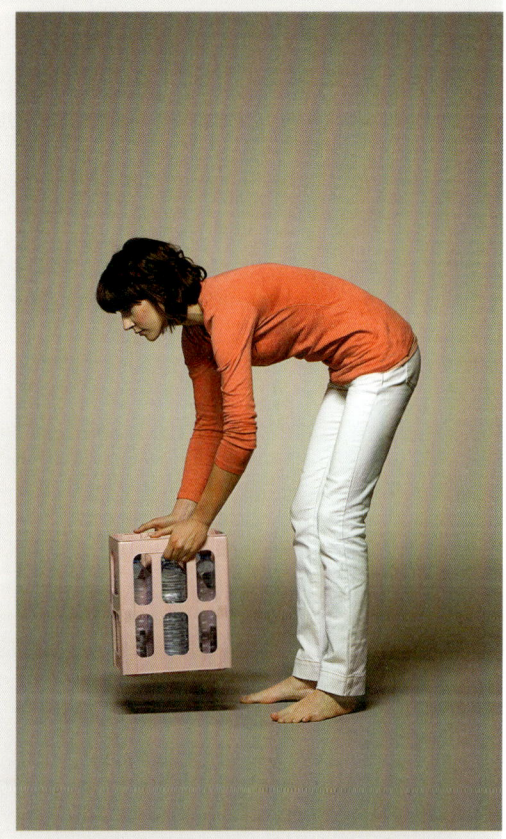

*Heben mit rundem Rücken und womöglich
gestreckten Beinen – so bitte niemals!*

TIPP

Selbst wenn Sie selten schwer heben müssen, können sich auch kleine Gewichte und
häufiges Bücken zu einer erheblichen Belastung addieren. Doch mit der richtigen Haltung
und aktivem Beckenboden werden Ihnen sogar Umzüge und Renovierungsarbeiten nicht
»das Kreuz brechen«. Um mittelschwere Dinge zu heben und abzusetzen, ist es prakti-
scher, in Schrittstellung zu gehen als breitbeinig in die Knie. Vor allem bei stärkeren Belastungen sollten Sie unbedingt darauf achten, beim Anheben und Anspannen gleichmäßig fließend auszuatmen.

Statt bücken: tiefer gehen

WIRKUNG
• übt eine gute Alternative zum ermüdenden Bücken ein • lässt tagtägliche Arbeiten leichter werden, sodass Sie sich danach fit und aktiv fühlen

➤ Gehen Sie in Schrittstellung, indem Sie das rechte Bein nach vorn setzen. Die Knie sind ein wenig gebeugt, der Rücken lang, der Beckenboden leicht aktiviert. **1**

➤ Stellen Sie sich vor, Sie wollen Wäsche aus einem Korb greifen, der auf einem niedrigen Schemel etwas links vor und neben Ihnen steht.

➤ Dafür wenden Sie sich dem Korb zu, Ihr linker Fuß und Ihr Oberkörper drehen etwas nach außen. Ihr Becken ist dem Korb jetzt genau zugewandt.

➤ Lassen Sie den Rücken lang und gerade – kein Runden und kein Hohlkreuz. Aktivieren

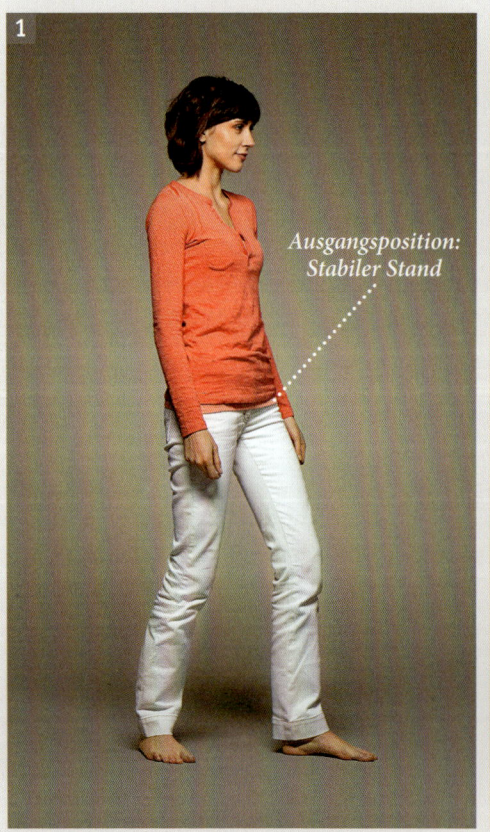

1

Ausgangsposition: Stabiler Stand

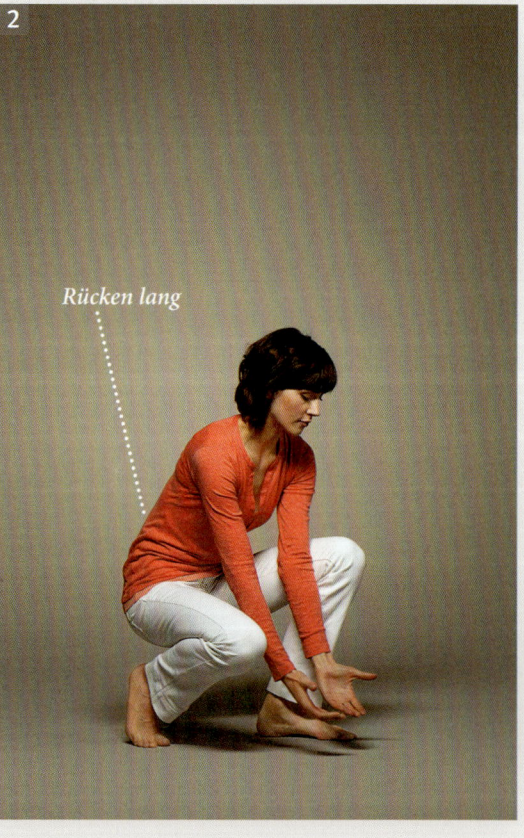

2

Rücken lang

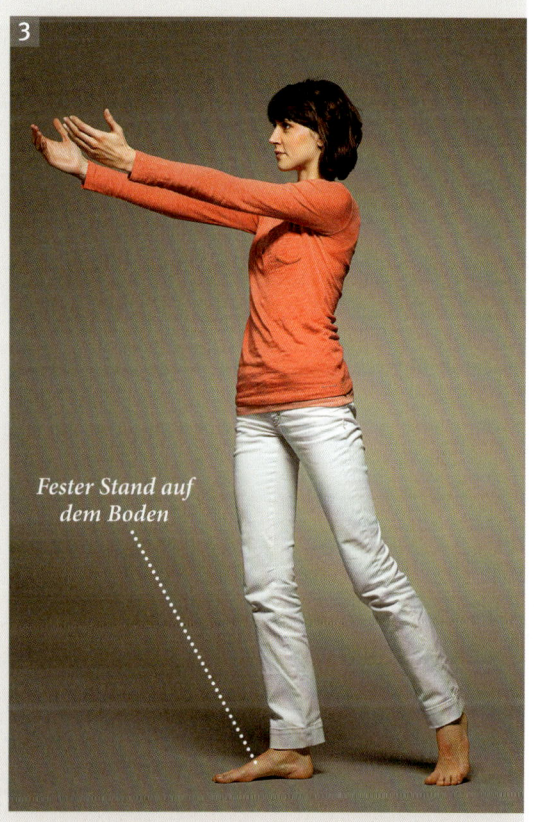

Sie den Beckenboden noch etwas mehr, während Sie in die Knie gehen, genau so weit nach unten, dass Sie ein Wäschestück greifen könnten. `2`

➤ Kommen Sie wieder hoch in die geradeaus gerichtete Ausgangsposition. Ihr Beckenboden darf dabei etwas nachgeben.

➤ Wiederholen Sie diesen Ablauf mehrmals, zuerst langsam, dann schneller. Achten Sie darauf, auch bei schnellen Bewegungen den Beckenboden impulsartig zu aktivieren. Vielleicht tut er das ja auch schon von selbst.

➤ Wechseln Sie nun die Fußstellung und wiederholen Sie das Tiefergehen auch auf der anderen Seite.

Variation: Verbindung mit »Koffer ins Gepäckfach«

➤ Sie können nach jedem Tiefergehen die Arme heben und sich vorstellen, das Wäschestück aufzuhangen – natürlich auch mit aktivem Beckenboden. `3`

GUT DRAUF BEI DER HAUSARBEIT

Alle eher langweiligen Hausarbeiten sind sehr gute Gelegenheiten für diese Übung: Geschirrspülmaschine ausräumen, Staubsaugen, Wäsche aufhängen, das unendliche Aufräumen oder oder oder ...

Fester Stand auf dem Boden

TIPP

Zu viel bücken ist erschöpfend, weil sich der Beckenboden dabei meist öffnet und man dadurch Energie verliert. Die alternative Bewegung, das hier geübte Tiefergehen, erhöht hingegen die Körperspannung. Das entlastet nicht nur die Wirbelsäule, es ist auch dynamischer, sieht besser aus und hebt die Stimmung. Daher immer dran denken: statt bücken lieber tiefer gehen.

Treppen steigen

WIRKUNG

• lässt das Treppensteigen leicht werden – Sie sind danach nicht erschöpft, sondern vielleicht lediglich außer Puste

➤ Setzen Sie den rechten Vorfuß auf die erste Stufe und erinnern Sie sich daran, dass Sie eine Königin sind: Das gedachte Fädchen am Hinterkopf richtet Sie sanft, aber konsequent nach oben aus.

➤ Heben Sie jetzt die linke Ferse vom Boden und stoßen Sie sich mit einem kräftigen Impuls durch den Beckenboden ab. 1
Dies bringt Sie mit dem linken Fuß auf die nächste Stufe. Nun stoßen Sie sich mit dem

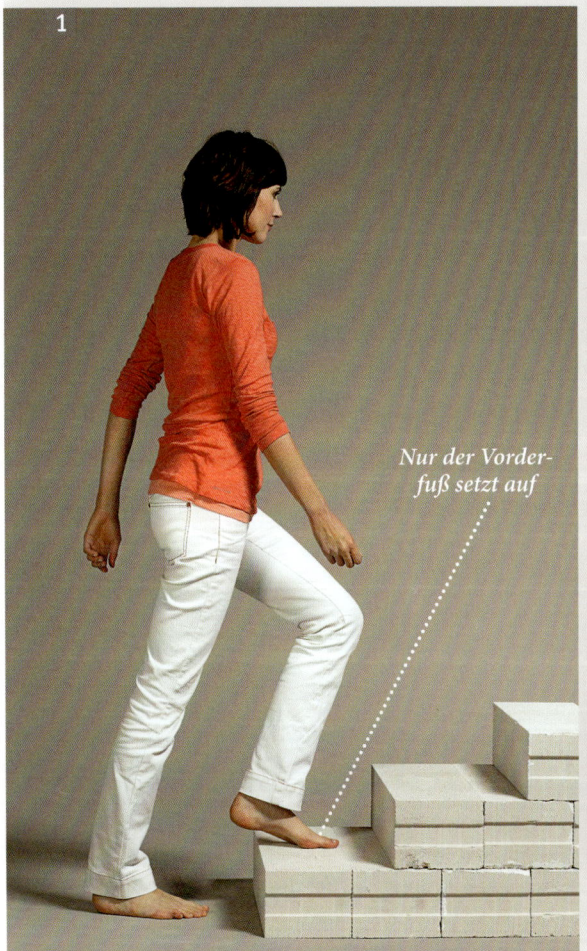

1

Nur der Vorderfuß setzt auf

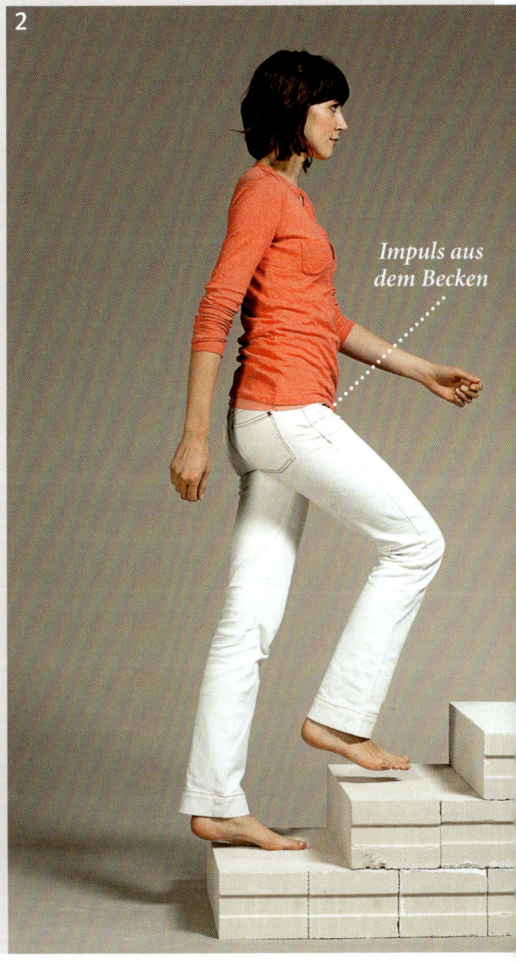

2

Impuls aus dem Becken

rechten Fuß ab ❲2❳ und immer so weiter, bis Sie in eine fließende Bewegung kommen, die sich leicht und angenehm beschwingt anfühlt.

➤ Ihr Oberkörper bleibt dabei aufrecht und pendelt nicht vor und zurück. Wenn Sie das Gefühl haben, dass es Sie förmlich nach oben zieht, ist es perfekt.

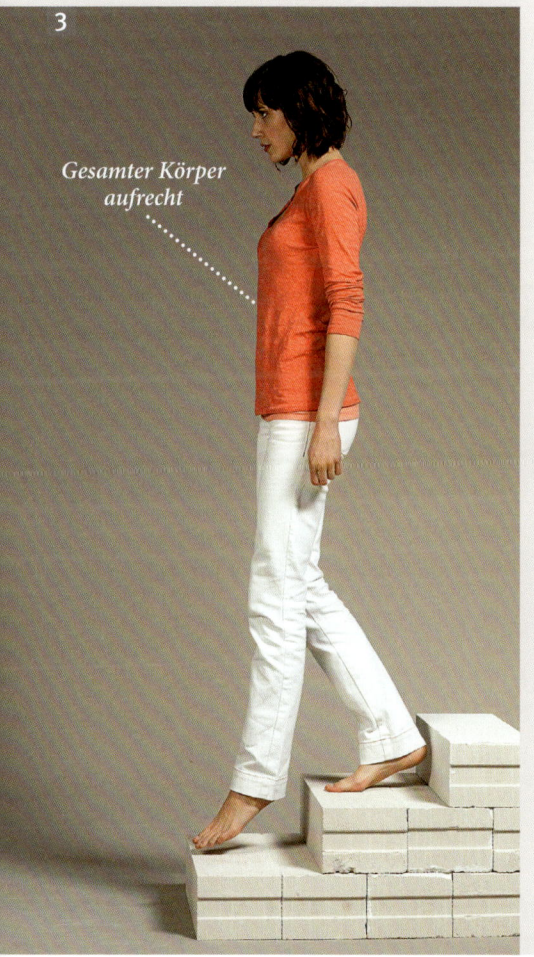

3

Gesamter Körper aufrecht

Treppe hinunter

WIRKUNG
• übt ein, den Beckenboden vor der Bauchspannung zu schützen

➤ Auch beim Hinuntergehen achten Sie auf die königliche Haltung: nach oben ausgerichtet und von innerer Ruhe getragen.

➤ Strecken Sie bei jeder Stufe die Zehen aus, als ob Sie sich im Dunkeln hinuntertasten würden. Damit haben Sie automatisch eine gute Grundspannung und »fließen« erschütterungsfrei und elegant wie eine Ballerina die Treppe hinunter – ob langsam oder flott, ganz wie es zu Ihnen passt. ❲3❳

WAS HEISST HIER SCHWUNGVOLL?

Wer mit dem Oberkörper bei jeder Stufe vor und zurück schwingt, spart an der Beckenbodenspannung und lässt unnötigen Bauchraumdruck zu. Die Treppe mit aktiver Körperbasis hochzuschweben und hinabzugleiten, sieht außerdem viel besser aus.

TIPP

Vor allem wenn Sie müde oder schwer beladen sind, sollten Sie darauf achten, im Oberkörper schön aufrecht zu bleiben. Setzen Sie dann beim Hinaufgehen besser den ganzen Fuß auf anstatt nur den Vorfuß und lassen Sie sich von Ihrem Beckenboden kraftvoll und konzentriert nach oben schieben.

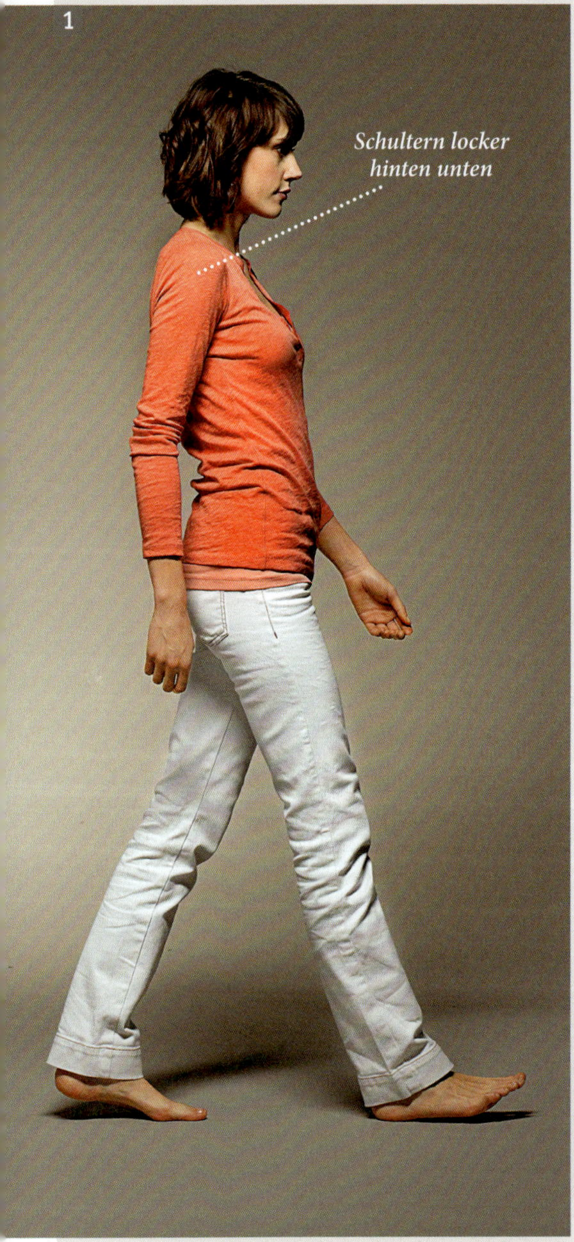

Schultern locker hinten unten

Anmutig gehen: Cat Stroll
🔘 Track 27

WIRKUNG
• das langsame Gehen schenkt ein sinnliches Wohlgefühl, das schnelle Power und Lebensfreude • bringt den Beckenboden zum Pulsieren – er reagiert bei jedem Schritt angemessen

➤ Aus der lockeren Haltung im Stand ziehen Sie das Steißbein ein wenig nach unten vorn. Dadurch wird der Rücken lang und die Knie kommen in eine leichte Beugung.

➤ Aktivieren Sie leicht den Beckenboden: nicht zusammenkneifen, sondern nur so weit anspannen, dass Sie das Gefühl haben, von unten getragen zu sein.

➤ Wenn Sie jetzt langsam losgehen, setzen Sie die Füße sachte mit der Ferse auf und rollen sie bewusst ab. 1 Stellen Sie sich vor, eine Katze zu sein, die sich geräuschlos anschleicht. Oder einen weichen Sandstrand entlangzuspazieren. Genau richtig ist es, wenn Ihre Zehen sich mit jedem Schritt ein bisschen »einkrallen«.

➤ Bringen Sie mit dem rechten Fuß die rechte Hüfte nach vorn und umgekehrt.

➤ Bleiben Sie groß wie die Königin und konzentrieren Sie sich auf das geschmeidige Gefühl im unteren Rücken.

Variation: Energy Walk
➤ Beschleunigen Sie den Cat Stroll und achten Sie immer wieder darauf, die Füße bewusst abzurollen.

➤ Die Arme lassen Sie locker und ganz natürlich schwingen, während Sie weich in der Hüfte drehen. `2`

➤ Setzen Sie Ihren Beckenboden ein, lassen Sie sich tragen – je schneller Sie gehen, desto stärker aktivieren Sie ihn. Halten Sie eine relativ hohe Grundspannung und geben Sie sich nach Möglichkeit mit jedem Schritt einen zusätzlichen kräftigen Impuls. Dann wird der Energy Walk zum Gute-Laune-Gang.

NOCH EINMAL LAUFEN LERNEN

Oft enden die erste Versuche, so zu gehen wie eine karibische Schönheit, eher mit dem Gefühl, zwei linke Beine zu haben. Man meint mit dem Po zu wackeln und fühlt sich komisch. Seien Sie beruhigt – das ist ganz normal, wenn man versucht, eine vollautomatisch ablaufende Bewegung zu verändern.
Lassen Sie das Hüftrollen vielleicht erst einmal weg und konzentrieren Sie sich nur auf das Abrollen der Füße. Alles andere kommt mit der Zeit. Sie sollen sich ganz und gar wohlfühlen und werden auch Ihren individuellen Gang behalten, nur etwas energetischer und geschmeidiger.

TIPP

Wichtig zum Thema Schuhe: Je starrer und enger der Schuh, je höher der Absatz, desto weniger können Ihre Füße »arbeiten«. Zum Üben sollten Sie daher unbedingt flache, biegsame Schuhe tragen, später lassen sich einige Zentimeter Absatz schon bewältigen.

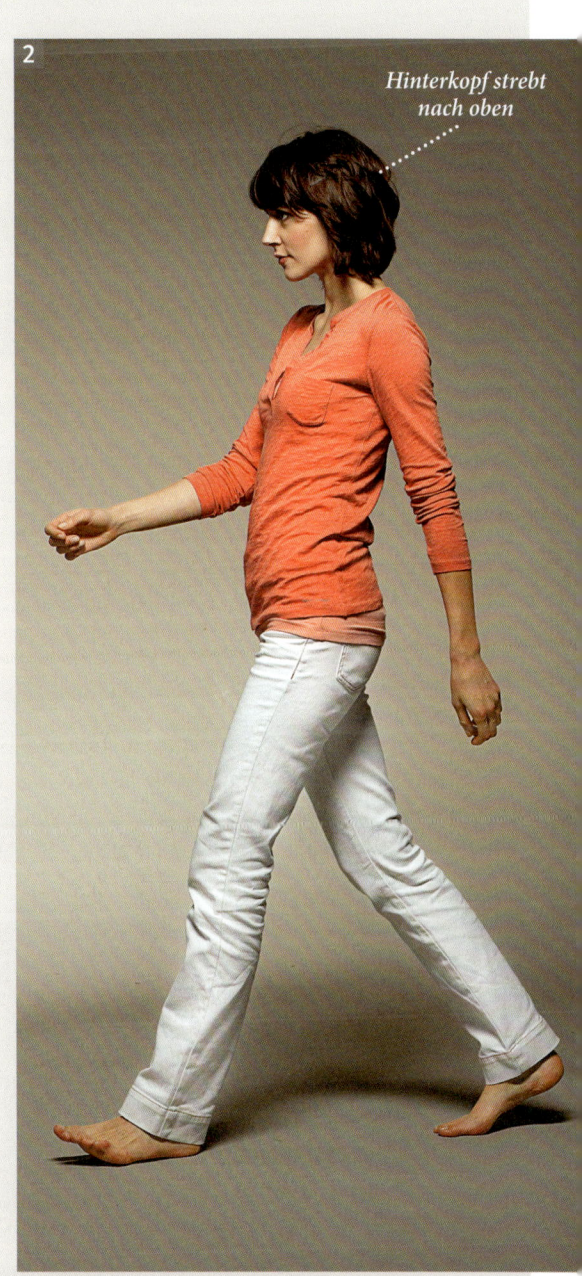

2

Hinterkopf strebt nach oben

DEN BECKENBODEN IM SPORT EINSETZEN

Sport bedeutet Aktivität plus Körperbeherrschung. Der Einsatz des Beckenbodens sollte dabei selbstverständlich sein. Er ist es aber leider oftmals nicht. Hier erfahren Sie, wie Sie Ihrem Körper – egal bei welcher Sportart – garantiert Gutes tun, Ihre Leistung mühelos verbessern und noch mehr Freude an der Bewegung haben.

Yoga

WIRKUNG
• stabilisiert den Körper • schützt vor Überlastung • verbessert sofort spürbar den Stil

➤ Aktivieren Sie Ihren Beckenboden unbedingt kraftvoll bei allen Rückbeugen, auch um Ihren unteren Rücken zu schützen.

➤ Bei allen Asanas, die Balance erfordern, werden Sie sofort stabiler stehen, wenn Sie den Beckenboden aktivieren.

DER PILATES-EXTRA-TIPP

Hier wird der Beckenboden als Teil des Power-Houses explizit angesprochen, aber viele Frauen bemerken nicht, dass sie sich überlasten. Achten Sie darauf, Ihre Körperbasis immer anzuspannen, bevor Sie die jeweilige Übung ausführen. Halten Sie die Position nur so lange, wie es Ihr Beckenboden schafft – und beenden Sie die Übung auf alle Fälle, wenn Sie das Gefühl haben, dass »es nach unten drückt«.

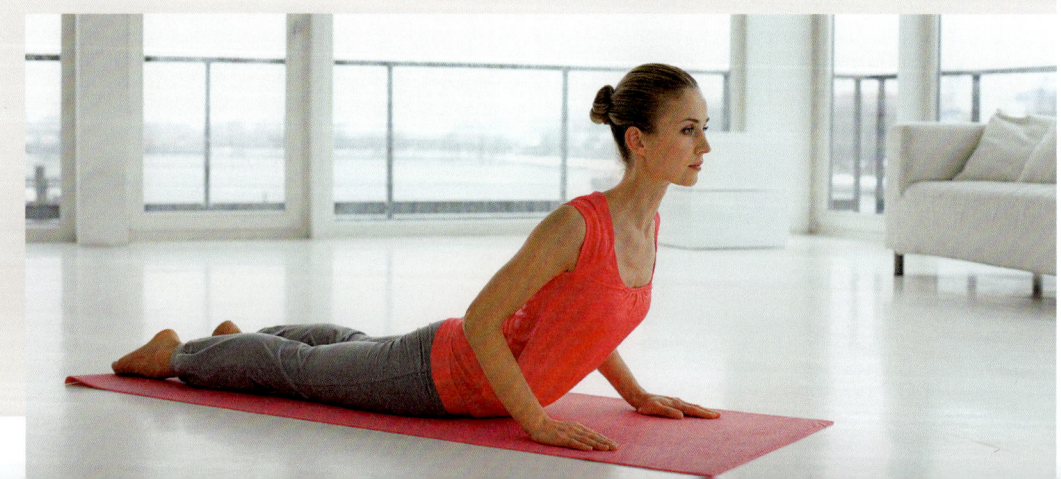

LEITFADEN FÜR ALLE SPORTARTEN

Sport machen Sie vielleicht sowieso. Ab jetzt können Sie es anders, nämlich mit bewusst aktiviertem Beckenboden tun – für enorm viele Vorteile, wie Sie inzwischen wissen. Es ist zudem mit keinerlei Extra-Aufwand verbunden, denn die Sportzeit nehmen Sie sich ja bereits. Alles, was Sie tun müssen, ist, während Ihres normalen Trainings Ihre Körperbasis aufmerksam zu beobachten. Vielleicht setzen Sie Ihren Beckenboden ja bereits aktiv ein. Doch oft lässt sich hier noch ein dickes Plus für diese Muskulatur herausholen.

WAS HEISST AKTIVIEREN?

Ganz wichtig: Aktivieren bedeutet nicht »Zukneifen«. Vielleicht halten Sie den Beckenboden beim Gehen, Treppensteigen und Radfahren anfangs noch sehr fest – das ist normal, denn die starke und statische Anspannung trainieren wir ja in vielen Übungen, um Muskeln aufzubauen.

Bei allen natürlichen Bewegungen findet aber etwas anderes statt: Erstens brauchen wir nicht die volle Kraft und zweitens spannen rechter und linker Beckenboden immer abwechselnd an, während die jeweils andere Seite etwas loslassen kann. Erst das ermöglicht den Dauergebrauch der Muskulatur. Um in diese angemessene und pulsierende Rechts-Links-Bewegung zu finden, geben Sie sich einfach bei jedem Schritt oder Tritt einen kleinen Impuls mit dem Beckenboden. Die Feinarbeit übernimmt Ihr Körper dann schon – und das im Lauf der Zeit immer natürlicher.

WAS WIRKT WIE?

Sportarten, die starke Erschütterungen (Tennis, Joggen, Aerobic) oder intensives Auf und Ab (Trampolinspringen) beinhalten, erzeugen hohen Bauchraumdruck. Wer einen geschwächten Beckenboden hat, sollte sich bei solchen Disziplinen zurückhalten, zuerst mit den Programmen des Buchs den Beckenboden stärken und dann mit der richtigen Technik moderat trainieren.

Sportarten, die den Bewegungssinn fördern und keine »Schläge« beinhalten, sind dagegen grundsätzlich empfehlenswert: Walking, Skaten, Schwimmen, Tanzen, Langlauf, Tai Chi, Gymnastik, Step-Aerobic, Pilates, Yoga. Doch auch dabei ist Beckenboden-Know-how günstig: Es schützt und stabilisiert.

BESSER GUT TRAINIERT

Sportarten wie Reiten, Skifahren, Kampfsport – oder auch das Toben mit Kindern – erfordern einen gut funktionierenden Beckenboden. Bringen Sie ihn auf Trab, um unbeschwert zu genießen.

Rad fahren

WIRKUNG
• verteilt die Arbeit neu, auch Beckenboden und Rumpfmuskulatur werden aktiv • schützt den Beckenboden, wenn es holprig oder sehr anstrengend wird

➤ Neigen Sie Ihren Oberkörper aus dem Becken heraus gerade nach vorn. Ihr Steißbein fließt nach unten, der Scheitel zum Himmel.

➤ Entspannen Sie Oberkörper und Schultern und umfassen Sie den Lenker locker.

➤ Treten Sie mit der Kraft des aktivierten Beckenbodens in die Pedale. Vielleicht spüren Sie, dass immer die Seite anspannt, wo das Bein gerade nach unten drückt.

➤ Beim fließenden Wechsel der Seiten bewegt sich Ihr Becken mit: Wenn Sie rechts treten, darf die rechte Hüfte nach hinten unten rollen, die linke Schulter wird etwas nach vorn kommen und umgekehrt. Der entspannte Oberkörper bewirkt, dass Sie den Lenker nicht umklammern: Das Rad neigt sich in Ihrem Rhythmus ganz leicht nach rechts und nach links.

ANDERS RADFAHREN

Die gerade Haltung ist wichtig. Denn wenn Sie mit gerundetem Oberkörper auf dem Rad sitzen, ist eine gute Grundspannung schwierig. Sie müssen möglicherweise an Ihrem Rad den Sattel etwas mehr nach vorn neigen, damit er nicht aufs Schambein drückt.

TIPP

Sie werden merken, dass Sie beim beckenbodenaktiven Radfahren Spaß an etwas höheren Gängen entwickeln. Denn da kommt die Kraft aus der Körperbasis so richtig zur Wirkung. Wenn Sie mit schwerem Fahrradanhänger oder am Berg antreten, werden Sie die Energieentfaltung durch den aktivierten Beckenboden besonders schätzen lernen – statt Erschöpfung erwartet Sie die Lust an der Kraft.

Jogging

WIRKUNG
• ermöglicht, erschütterungsarm und zugleich spannungsvoller zu laufen

➤ Beginnen Sie mit dem Energy Walk (Seite 69) und werden Sie immer noch ein wenig schneller. Beobachten Sie, wie die Beckenbodenspannung dabei kontinuierlich weiter ansteigt.

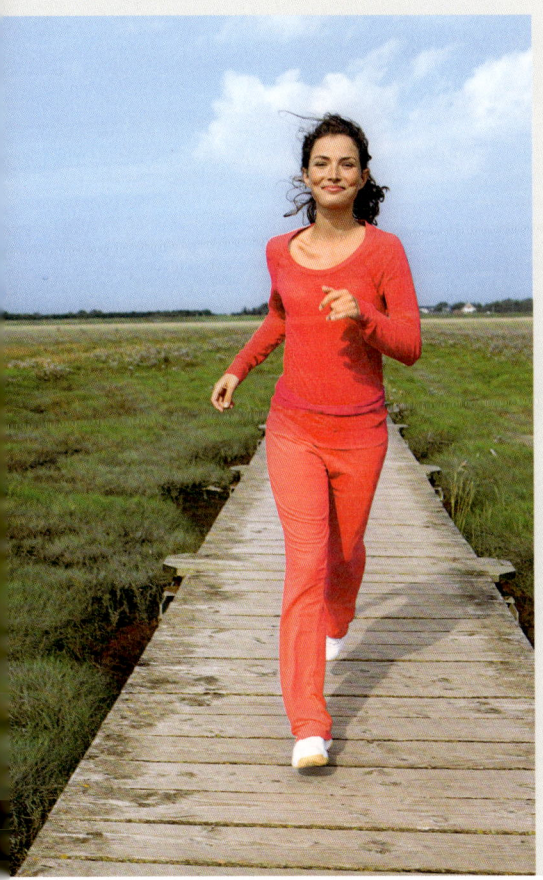

➤ Sobald Sie zum Laufen übergehen, müssen Sie diese hohe Spannung beibehalten, um Ihre Körperbasis zu schützen.

➤ Versuchen Sie, möglichst wenig auf und ab zu hüpfen, sondern eher »flach« zu joggen, das gibt eine ganz andere, deutlich ruhigere Dynamik.

DAS GESUNDE MASS

Laufen Sie nicht, bis Sie erschöpft sind, sondern nur so lange, wie Ihr Beckenboden kraftvoll mitmachen kann. Wenn Sie öfter zwischen Laufen und flottem Gehen hin und her wechseln, kann er sich zwischendurch immer wieder erholen.

Nordic Walking

WIRKUNG
• ermöglicht einen ruhigeren, kraftvolleren und ausgewogenen Stil

➤ Walken Sie zunächst wie gewohnt.

➤ Geben Sie sich dann bei jedem Schritt einen kleinen Impuls mit dem Beckenboden und stoßen Sie sich damit ab.

ANGENEHME POWER

Spüren Sie, wie davon auch der Oberkörper profitiert: Der Stockeinsatz wird kraftvoller, ohne dass Sie sich nach vorn legen.

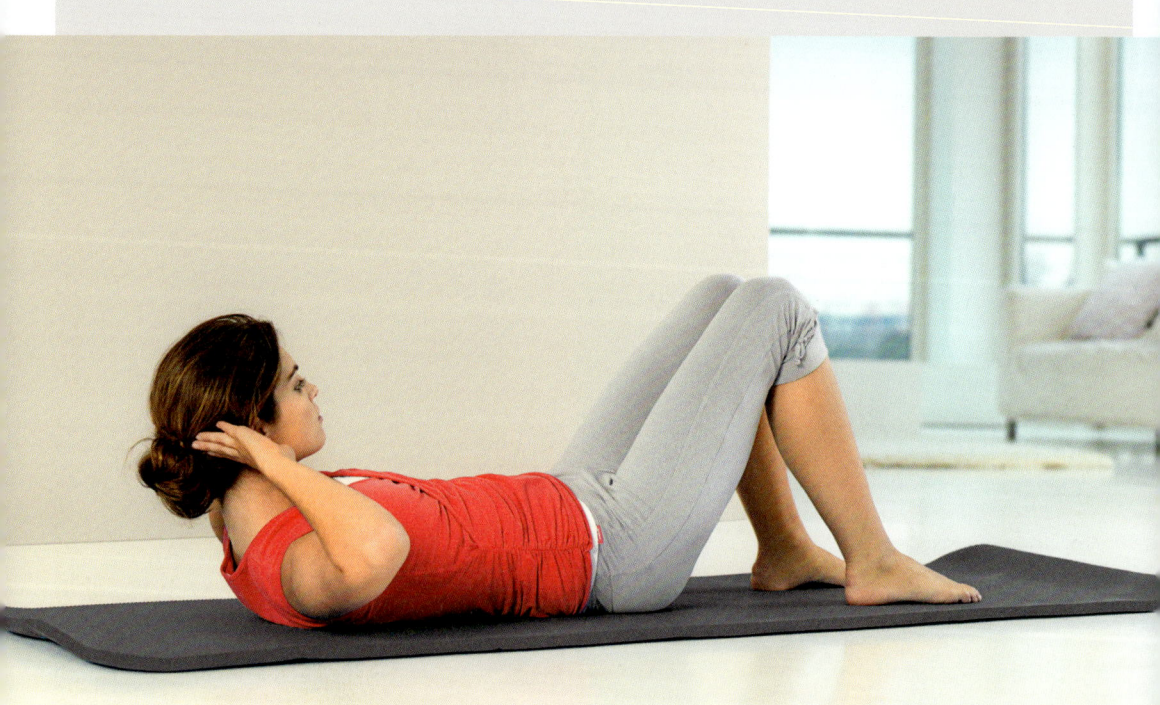

Bauchmuskeltraining

WIRKUNG
• lässt Sie sanfter und ohne unnötige Quälerei trainieren • schützt den Beckenboden vor hohem Bauchraumdruck

➤ Beobachten Sie bei Ihren Übungen für die Bauchmuskulatur, wie viel Druck nach unten erzeugt wird und ob Sie den Beckenboden dabei anspannen. Wann genau geschieht das?

➤ Üben Sie dann, Ihre Körperbasis unbedingt vor der Bauchmuskulatur zu aktivieren.

Bei Übungen in Rückenlage schmiegt sich dadurch die Taille an den Boden. Erst dann führen Sie die Bewegung aus – mit dem fließenden Ausatmen.

LANGSAM EINÜBEN

Oft gelingt diese achtsame Form des Bauchtrainings besser, wenn Sie die Übungen ungewohnt langsam und kontrolliert ausführen. Sie werden merken, dies macht das Bauchmuskeltraining angenehmer, Sie schützen Ihren Beckenboden und trainieren ihn zum Bauch dazu.

Gerätetraining im Fitnessstudio

Für praktisch jeden Muskel gibt es ein spezielles Trainingsgerät, nur für den Beckenboden nicht. Das aber macht nichts, denn Sie können ihn letztlich an fast allen Geräten nebenbei mittrainieren. Das verbessert dann zusätzlich auch die Leistung der hauptsächlich angesprochenen Bereiche. Besonders geeignet sind: Aduktoren- und Abduktorentrainer, Beinpresse, aber auch all die Geräte für den Oberkörper. Sogar im Hanteltraining können Sie die Beckenbodenpower ganz gezielt einsetzen.

WIRKUNG
• optimiert das Krafttraining • schützt den Beckenboden • verleiht zusätzliche Stütze

➤ Stellen Sie das Trainingsgerät wie gewohnt entsprechend Ihrer Größe ein und nehmen Sie die vorgeschriebene Position ein.

➤ Aktivieren Sie mit dem Ausatmen den Beckenboden. Hier ist das richtige Timing wichtig: unmittelbar bevor Sie gegen das Gewicht drücken.

➤ Lösen Sie den Beckenboden wieder, nachdem Sie in die Ausgangsposition zurückgekehrt sind, und atmen Sie wieder ein.

GEZIELT UND BEWUSST

Es ist gut möglich, dass Sie Lust bekommen, auch im Fitnessstudio insgesamt langsamer zu üben. Sie können dann etwas mehr Gewicht auflegen, aber dafür weniger Wiederholungen machen. Achten Sie unbedingt darauf, die Gewichte nicht »anzureißen«, sie also niemals ruckartig zu bewegen. Auch der Atem sollte nie stoßweise gehen oder angehalten werden, sondern immer fließend sein. Bewegen Sie die Gewichte immer beim Ausatmen.

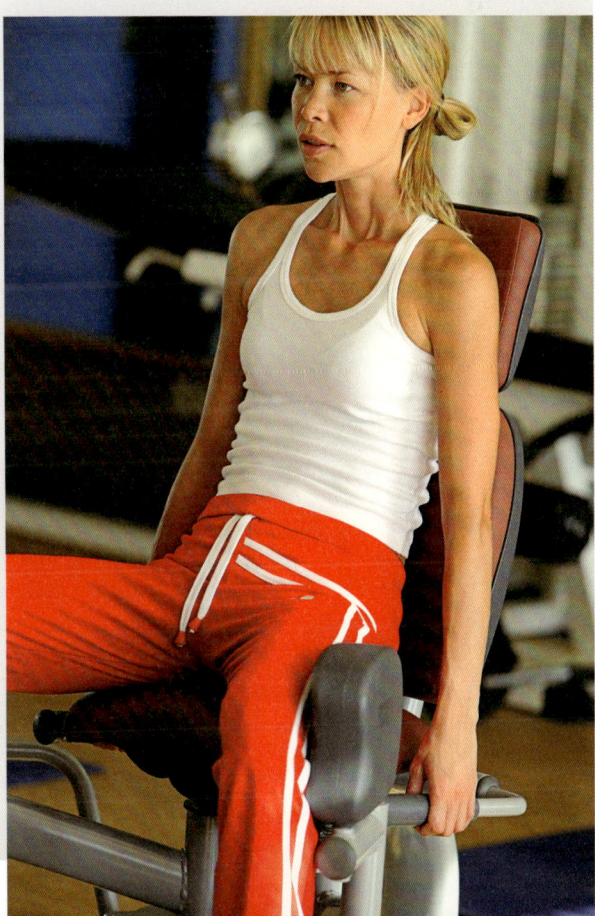

Bücher, die weiterhelfen

Froböse, Ingo: **Rücken Akut-Training** (mit DVD). GRÄFE UND UNZER VERLAG

Gebauer·Sesterhenn, Birgit/ Villinger, Thomas: **Schwangerschaft und Geburt;** GRÄFE UND UNZER VERLAG

Lang-Reeves, Irene: **Beckenboden. Wie Sie den Alltag zum Training nutzen;** Nikol Verlag

Lang-Reeves, Irene: **Sexualität mit Leib und Seele - mit aktivem**

Beckenbodenzu einer neuen Erotik. Diana Verlag

Larsen, Christian: **Gut zu Fuß ein Leben lang.** Trias Verlag

Larsen, Christian: **Freie Hüften.** Trias Verlag

Larsen, Christian: **Stabiles Kreuz.** Trias Verlag

Mertens, Wilhelm/Oberlack, Helmut: **Qigong** (mit Audio-CD). GRÄFE UND UNZER VERLAG

Trökes, Anna: **Das große Yoga-Buch;** GRÄFE UND UNZER VERLAG

Trökes, Anna: **Yoga für Rücken, Schulter und Nacken;** Nikol Verlag

Wittstamm, Willem: **Yoga für Späteinsteiger** (mit DVD). GRÄFE UND UNZER

Zylla, Amiena: **Dynamisches Faszien-Yoga** (mit DVD). GRÄFE UND UNZER

Adressen, die weiterhelfen

Die Autorin erreichen Sie unter:

Praxis für Körpertherapie Irene Lang-Reeves
E-Mail: info@lang-reeves.de
Beckenboden-Kurse, Einzelstunden sowie Ausbildungen für Therapeuten und Trainer www.beckenboden-in-bewegung.de

Bayerisches Beckenbodenzentrum am Isar Klinikum
Sonnenstr. 24-26
Telefon 089/149 903-7600
E-Mail: bbz@isarklinikum.de

Den Autor, der in diesem Buch die sachliche Richtigkeit auch aus medizinischer Sicht geprüft hat, erreichen Sie unter:

Ganzheitliches Frauenarztzentrum
Dr. Thomas Villinger und Kollegen
Sendlinger-Tor-Platz 10
80336 München

Tel.: 089/55 56 55
info@villinger-praxis.de
www.villinger-praxis.de
www.netzwerk-fuer-gesundheit.net
www.tybas.net

WICHTIGER HINWEIS

Die Methoden und Informationen in diesem Buch und auf der beiliegenden CD wurden mit größtmöglicher Sorgfalt erstellt und haben sich in der Praxis bewährt. Es liegt jedoch in der Verantwortung der Leser, zu entscheiden, ob und inwieweit sie Übungen und Anleitungen umsetzen wollen. Lassen Sie sich in allen Zweifelsfällen zuvor durch einen Arzt oder Therapeuten beraten. Weder Autoren, Verlag oder Produktionsfirma können für eventuelle Nachteile oder Schäden, die aus den im Buch und auf der CD gegebenen praktischen Hinweisen resultieren, eine Haftung übernehmen.

Register

A

Abnutzung 9
Ansätze 69
Ästhetik 8
Alltag 7, 19, 21, 22, 60 ff.
Alltagsgewohnheiten 12
Alltagsübungen 16
Anstrengung 20
Anus 14
Atem 23, 37
Aufstehen 17, 60 f.
Ausgleich 12

B

Ballkissen 29
Bauch 8
Bauchmuskeln 18
Bauchmuskeltraining 74
Bauchraum 14
Bauchraumdruck 18
Bandscheibenvorfall 9
Beckenboden
- aktivieren 20, 39
-Bodybuilding 36 f.
- erkunden 32 ff.
- geöffneter 18
- muskulatur 7, 9, 10, 13, 14 ff.
- schichten 14 ff., 32 ff.
- schwäche 18
- training 7, 8
Beckenwiegen 26
Bedürfnisse 19
Befriedigung 11
Beine 8
Beweglichkeit 26 ff.

Bewegungsfolgen 12
Bewegungsintelligenz 10
Bewegungsmangel 7, 10
Bildschirm 10
Bindegewebe 18
Blase 6, 14
Blasensenkung 6, 9
Bücken 64 f.
Bürostühle 29

C

Chakra 13

D

Dauerspannung 19 f.
Dauerstress 20
Disziplin 12
Durchhaltetyp 20

E

Energie 12, 13
Entspannung 12, 20

F

Fehlhaltung 7, 12
Fitness 8
Fitnessstudio 75
Fließen 11
Funktionieren 11

G

Gebärmuttersenkung 6, 9
Geburt 6, 15, 17, 18
Gefühle 11, 20
Gehen 21, 68 f.
Gehirn 13
Gerätetraining 75

Gesundheit 12
Grenzen 23
Gynäkologen 7

H

Haltung 8, 12, 18, 26 ff.
Harmonie 8
Harnabgang 6
Harnröhre 14
Harnstrahl 14
Hausputz 13
Heben 21, 42, 62 f.
Hexenschuss 9
Hohlkreuz 16
Hormonproduktion 7
Hüpfen 7
Husten 7, 18, 41

I

Inkontinenz 6, 8, 9, 21

J

Joggen 7, 73

K

Kinder 8, 10
Kinderlosigkeit 7
Klebepunkte 22
Knieprobleme 9
Königin 30 f.
Körperhaltung 7, 9, 19 ff.
Körperspannung 8, 10
Körpersprache 18
Kontraktion 11
Konzentration 13
Kreativität 13

Kraft 11, 12, 19
Kraftbasis 8
Kundalini 13

L

Lebensgefühl 8
Lebensqualität 20
Leistungsfähigkeit 12, 13
Leistungsgesellschaft 11
Liebesspiel 11
Loben 23
Loslassen 17
Lust 8, 11

M

Männer 9, 15
Menopause 6
Menstruation 7, 20
Muskelschichten 14 ff., 21

N

Niesen 18, 41
Nordic Walking 73
Normen 11

O

Operation 7
Orgasmus 11

P

Pilates 6, 70
Pornografie 10
Power 13
Powerfrau 19 f.
Powerhouse 70
Probleme 19

R

Radfahren 17, 18, 72
Räuspern 18, 41

Rückbildungsgymnastik 6, 8
Rücken 8, 12, 15, 16, 17, 21
Rückenprobleme 6
Rückenschule 16
Ruhephasen 20

S

Scham 11
Schließmuskulatur 11
Schuhe 69
Schulmedizin 7
Schwangerschaft 15, 18
Seele 19
Selbstbewusstsein 8, 19
Sex 8, 10 f.
Sexercises 11
Signale 19
Sinnlichkeit 9
Sitzen, aktives 28 f.
Sport 7, 10, 17, 22, 70 ff.
Springen 18
Stabilität 19
Stillen 17
Stress 20
Stuhl 17, 60 f.

T

Tabu 6, 10
Telefonieren 35
Tiefenmuskulatur 9
Toilette 14, 17
Trampolin 18, 71
Treppe 13, 21, 22, 66 f.

Ü

Übergewicht 7, 18
Umwelt 10
Unterhaltungsindustrie 10
Unterleibsorgane 15

Urinstrahl 14
Urologen 7

V

Vagina 14
Verschleißkrankheit 9
Verstopfung 18
Vitalität 12

W

Wechseljahre 7, 8
Werbung 10
Wirbelsäule 16
Wohlbefinden 12
Wurzelchakra 13

Y

Yoga 6, 70

Z

Zyklusstörungen 7